ESENCIAS FLORALES DEL DR. BACH

ESENCIAS FLORALES DEL DR. BACH

FRANCISCO BERNABEU MUR

manuales integral

Esencias florales del Dr. Bach

Redacción de textos: Francisco Bernabeu Mur
Diseño de colección: Josep Solà
Fotografía de cubierta: Age Fotostock
Compaginación: Pacmer, S. A. (Barcelona)

Ref.: MI-47 / ISBN: 84-7901-591-8
Depósito Legal: B-28.022-2000
Impreso por Novoprint (Barcelona)

A mis hijos Marta, Laura y Francisco, que me inspiran los más grandes y positivos sentimientos, me transmiten ilusión y salud.

ÍNDICE

INTRODUCCIÓN

Muchas veces son los problemas cotidianos y la manera en que nosotros los asumimos, con sus correspondientes emociones y estados de ánimo, los que nos llevan a enfermar. Estos conceptos llevaron a Bach a investigar para descubrir los remedios florales: las llamadas «Flores de Bach», que son 37 remedios constituidos a base de esencias florales y uno con agua pura de manantial.

Bach era un médico de origen galés, tradicional, que llegó a tener una próspera consulta. Al enfermar gravemente de cáncer se produjo un cambio importante en su manera de entender la vida y, asimismo, en su manera de entender la enfermedad. Llegó a la conclusión de que la enfermedad no reside en lo material sino en lo espiritual y que es, en esencia, el resultado de un conflicto entre la mente y el alma. Por lo tanto, solamente se podrá eliminar mediante esfuerzos mentales y espirituales.

Según la filosofía de Bach, la enfermedad no es ni crueldad ni un castigo, sino única y exclusivamente un correctivo; es decir, un instrumento del que se sirve nuestra alma para indicar a nuestra mente nuestros propios errores, para no cometerlos aún mayores, para impedir que causemos y nos causemos más daños, y un camino para devolvernos la verdad.

Por lo tanto, el origen de muchas dolencias que nos aquejan diariamente tiene un carácter psico-somático, y esto fue lo que condujo a Bach a buscar en la naturaleza los remedios que aliviaran el malestar psíquico y las emociones negativas que nos conducen a la enfermedad.

Algunas de las emociones negativas más frecuentes que nos pueden conducir a la enfermedad son flaquezas del carácter como la soberbia, la crueldad, el odio, el rencor, el egoísmo, los celos, la intolerancia, la inseguridad, la codicia, la envidia, etc. Las esencias florales actuarían equilibrando estos sentimientos negativos, resolviéndolos y curando o evitando la enfermedad.

El objetivo de este libro es que usted llegue a conocer todos los remedios florales y cómo éstos transforman los sentimientos negativos en positivos. Cada flor combate un sentimiento negativo diferente y cada uno de ellos sufre una transformación positiva. Lo ideal es que usted mismo se conozca y pueda administrarse su propio tratamiento floral, es decir, que usted sea su propio médico.

Pero debo advertir que esta medicina no puede sustituir a la medicina académica porque debe haber autolimitaciones en el tratamiento. En caso de enfermedad grave y cuando se trata de niños y ancianos, debe usted acudir siempre a un médico.

Todos los que hemos practicado con flores de Bach hemos visto cómo se producen cambios positivos en nuestros pacientes, aunque no hemos podido explicar todavía con términos científicos y médicos cómo tienen lugar estos cambios. Pero se producen. Y los cambios positivos conducen de una manera inequívoca a la salud del paciente. No olvidemos que la salud queda definida por la OMS (Organización Mundial de la Salud) como el bienestar físico, social y mental.

Por último, me gustaría que este libro le fuera útil para poner remedio a sus emociones negativas y a los puntos débiles de su carácter, conduciéndole así a su propio bienestar y armonía y, por tanto, a prevenir la enfermedad.

No olvide que cualquier comportamiento dirigido contra otros o contra usted mismo le afecta en cuerpo y alma.

Los remedios florales son una medicina humanista, espiritual y del futuro.

El autor

CONCEPTO Y CAUSA DE ENFERMEDAD EN LA FILOSOFÍA DE BACH

«La enfermedad nunca se podrá curar o aliviar con los métodos materiales que se usan actualmente, porque su origen no reside en lo material.»

«Como la enfermedad es en esencia el resultado de un conflicto entre la mente y el alma, es decir, entre nuestro ser superior (alma) y nuestra personalidad, sólo se la podrá eliminar mediante esfuerzos mentales y espirituales.»

«La enfermedad no es ni crueldad, ni un castigo, sino única y exclusivamente un correctivo, un instrumento del que se sirve nuestro ser superior (alma) para indicarnos nuestros propios errores, para no permitir que los cometamos aún mayores, para impedir que hagamos más daño y para devolvernos al camino de la verdad y la luz, del que no debiéramos habernos separado nunca.»

«Las enfermedades fundamentales del hombre propiamente dichas son flaquezas del carácter, como la soberbia, la crueldad, el odio, el egoísmo, la ignorancia, la inseguridad y la codicia.»

«Cualquier comportamiento enfocado contra otros o contra nosotros afecta al todo.»

DESCRIPCIÓN DE LOS REMEDIOS FLORALES DEL DR. BACH

A continuación describiremos los 38 remedios del Dr. Bach.

Enumeramos primero los 38 remedios con sus nombres en español, inglés y latín, remarcando el estado mental al que atienden, y pasaremos seguidamente a estudiar cada remedio de forma individual, los distintos estados mentales que equilibran, sus síntomas cuando está bloqueada la energía, el potencial de transformación de los remedios y las indicaciones de uso. Señalamos asimismo el método de preparación.

Con cada remedio se recomienda una serie de pensamientos positivos para practicar.

ACEBO - ***Holly*** *Ilex Aquifolium*

Sentimiento negativo: Odio.
Transformación: Amor.
Método de preparación: Cocción.

Descripción de Bach: «Para quienes se ven frecuentemente atados por pensamientos de envidia, celos, venganza o sospecha. Para las diferentes formas de vejación. Interiormente pueden sufrir mucho sin que a menudo exista causa real para su desdicha».

Síntomas clave:

- Celos, desconfianza, sentimientos de odio y envidia a todos los niveles.

Síntomas debidos al bloqueo de la energía: Odio

- Corazón endurecido.
- Descontento, desdicha, frustración, pero no se sabe por qué.
- Sentimientos de odio y envidia.
- Celos, recelo, revanchismo.
- Temor a ser engañado.
- Malentendidos, quejas de los demás.
- Sospecha de aspectos negativos en muchas cosas.
- Suspicacia con los demás.
- Sentimientos frecuentes de ofensa y perjuicio.
- Sensiblería a los desaires reales o imaginarios.
- Empequeñecer a los demás en su corazón.
- Rabia, cólera, ataques violentos de mal humor.

Potencial siguiente a la transformación: Amor

- Vive en armonía interior, irradia amor.
- Profundo entendimiento de las emociones humanas.
- Le complacen los logros y los éxitos de los demás incluso sin tener éxito propio, pone a cada persona en el lugar que le corresponde.

Indicaciones:

- En la típica persona tipo Acebo, que es ardiente, vital, agresiva, y tiene sentimientos negativos de todo tipo: ira, celos, desconfianza, envidia.

Pensamientos positivos:

- Amo y soy amado.
- Abro mi corazón.

ACHICORIA - ***Chicory*** *Cichorium Intybus*

Sentimiento negativo: Posesión-manipulación.
Transformación: Amor sin condiciones.
Método de preparación: Solar.

Descripción de Bach: «Para los que están muy atentos a las necesidades de los otros, tienden a cuidar en exceso a los niños, a sus familiares, amigos y siempre encuentran algo que enmendar. Están continuamente corrigiendo lo que consideran erróneo y disfrutan haciéndolo. Quieren que aquellos por quienes se preocupan permanezcan cerca de ellos».

Síntomas clave:

- Actitud posesiva, interfiere en exceso y manipula en secreto.
- Exige apoyo total a aquellos que lo rodean, cayendo en la autocompasión si no puede hacer su voluntad o se siente poco querido o atendido por los demás.
- Manipulación, crea dependencias afectivas.

Síntomas debidos al bloqueo de la energía: Posesivo, manipulador

- Egoísta, dominante, exige mucho, lo cual acobarda a los demás.
- Cuida de las necesidades, progreso de la familia y amigos como un «jefecillo».

- Se complace en comentar, criticar y corregir las cosas constantemente.
- Tiene que tener amigos a su lado con el fin de dirigir y controlar sus vidas.
- Lo hace todo por los demás, imponiéndoles buenos actos: «hazlo».
- Egoísta, amor condicional: «Te amo a condición de que...».
- Cierto orgullo de propiedad, juega con el amor que le ofrecen los demás.
- Manipula ingeniosamente para conseguir su voluntad o tener influencia.
- Chantaje emocional.
- Le cuesta perdonar y olvidar.
- Se aferra a cadenas emocionales. Relación madre-hijo, pareja, matrimonio.
- Miedo secreto a perder amigos, relaciones, posesiones.
- Se siente fácilmente marginado, despreciado, herido.
- Exagera la descripción de sus propios problemas.
- Puede caer enfermo o simular la enfermedad, para conseguir sus fines.
- Se hace el mártir y se enfada si no consigue las cosas a su manera.
- Rompe a llorar por la ingratitud de los demás.
- Habla de lo que los otros le deben.
- Supermadres, llevan con firmeza las riendas de la familia, niños enmadrados.
- Puede rehusar el contacto físico con los demás.

Potencial siguiente a la transformación: Amor sin condiciones

- Entrega mucho amor y dedicación a los demás.
- Da sin esperar ni necesitar nada a cambio.
- Cálido, amable, sensible, seguro de sí mismo.
- Procura seguridad y un sentido de protección a los demás. «La madre eterna.»

Indicaciones:

- En la típica persona Achicoria donde se simbolizan la sujeción y la posesión. Detrás de su dedicación se ocultan intenciones inconscientes de posesión e influencia, quiere que se le agradezca y crear dependencia emocional.
- En estados congestivos del cuerpo, sistema linfático, sistema circulatorio, tumores, estreñimiento.

Pensamientos positivos:

- Doy desinteresadamente. Soltaré aquello que he estado sujetando.
- Respeto el territorio de cada individuo. No poseo a nadie.

AGRIMONIA - *Agrimony* *Agrimonia Eupatoria*

Sentimiento negativo: Tortura y sufrimiento interno.
Transformación: Aceptación.
Método de preparación: Solar.

Descripción de Bach: «Para las personas alegres y joviales, y de buen humor que aman la paz y a quienes les disgustan las discusiones y peleas hasta el punto de renunciar a muchas cosas con tal de evitarlas».

Síntomas clave:

- Prefiere ocultar la tortura interior y el sufrimiento interno, tras una fachada de alegría y ausencia de preocupaciones.

Síntomas debidos al bloqueo de la energía: Sufrimiento interno

- Quiere vivir en paz, en un buen entorno; el desacuerdo y los conflictos le provocan tensión mental.
- Hará mucho sólo por amor a la paz.

- Hará cualquier sacrificio con el fin de mantener la paz mental tanto dentro como fuera de sí mismo y evitará toda confrontación.
- Su turbulencia y desasosiego interno se ocultan tras una máscara de alegría y jocosidad. Su lema es, a pesar de todo: «Siempre sonriente».
- Le da gran importancia a la impresión que causa lo que hace.
- Minimiza los problemas y no habla de ellos, ni los admite.
- Para escapar de los pensamientos persistentes, preocupantes, negativos, siempre busca la excitación y la variedad: cine, fiestas, acción de cualquier índole.
- Es sociable con el fin de olvidar sus propios problemas con buena compañía.
- Es un buen amigo, el que marca la pauta, el gran compañero, la vida y el alma de cada fiesta.
- Recurre al alcohol, las píldoras y las drogas para superar los momentos difíciles y amortiguar los pensamientos desagradables.
- Siempre tiene que estar en movimiento para dejar de pensar en sí mismo.
- Cuando enferma, quita importancia a las molestias, bromea para entretener incluso a las personas que lo atienden.
- Niños que olvidan con mucha facilidad sus preocupaciones.

Potencial siguiente a la transformación: Aceptación

- Alegría interna genuina
- El optimista confiado, el inteligente diplomático, el incansable animador.
- Capaz de reírse de sus propios problemas, consciente de su relatividad.
- Ve los problemas desde la óptica correcta.
- Objetividad, discernimiento, consciente de la unidad en la diversidad.

Indicaciones:

- En la típica persona Agrimonia que oculta su tortura interior tras una máscara. «Todo está bien», evita las discusiones. Cobarde y mentirosa, superficial.
- Hipertensión, migrañas, trastornos digestivos, movimientos inarmónicos. A menudo con el movimiento de los dedos se puede ver la intranquilidad interior.
- Dolores en extremidades, articulaciones, columna vertebral. Neurodermitis.
- Útil en todo tipo de adicciones, alcohol, drogas, medicamentos.

Pensamientos positivos:

- Afronto los hechos tal como son.
- Encuentro la paz en mí mismo.
- Donde hay luz también hay sombras.

AGUA DE ROCA - *Rock Water* Aqua Petra

Sentimiento negativo: Duros y estrictos consigo mismos.
Transformación: Flexibilidad.
Método de preparación: Solar.

Descripción de Bach: «Para quienes son muy estrictos en su forma de vivir, y se niegan a sí mismos muchas de las alegrías y placeres de la vida, porque consideran que podrían interferir en su trabajo. Son severos maestros de sí mismos. Desean estar bien, fuertes y activos, y harán lo que crean conveniente para mantenerse así. Esperan ser ejemplo para atraer a otros a ser mejores siguiendo sus ideas».

Síntomas clave:

- Son duros, rigurosos, estrictos consigo mismos.

Síntomas debidos al bloqueo de la energía: Duros consigo mismos

- Gran perfeccionista.

- La vida está sujeta a teorías dogmáticas y a veces a ideales exagerados.
- Se niega mucho a sí mismo, pugnando por ponerse a la altura de su concepto de la vida. Se pierde muchos de los placeres de la misma.
- Se ha establecido los objetivos más difíciles y los niveles más altos para sí mismo, hasta el punto de vivir sólo de acuerdo con ellos.
- Duro consigo mismo, hace todo lo posible por conseguir el tope y mantenerse. La autodisciplina es su gran mandamiento.
- Inconsciente de los impulsos bajo los cuales vive.
- Concepto erróneo de la espiritualidad. Se agarra a algún medio accesible (técnicas de meditación, dieta especial, etc.) y lo hace su ley.
- Cree que los deseos mundanos inhiben el desarrollo espiritual. Quiere ser un santo mientras está en este mundo.
- Suprime importantes necesidades físicas y emocionales, se niega estos aspectos.
- Cae en su propia trampa cuando medita, porque «quiere» demasiado.
- No interfiere en la vida de los demás, sólo está preocupado en su propia perfección.
- Se reprocha a sí mismo no mantener la disciplina que se impone.
- Las necesidades físicas no están bien integradas.

Potencial siguiente a la transformación: Flexibilidad

- Idealista de mente abierta, es capaz de dejar teorías y principios si se confrontan con nuevas verdades más profundas y penetrantes.
- No se permite influencias, tiene que encontrar dentro de sí mismo las ideas correctas.
- Capaz de realizar grandes ideales.
- Alegre en la vida y con paz interior, es un ejemplo natural para los demás.

Indicaciones:
- En la típica persona Agua de roca, fanática, ascética que vive sus reglas. Principios firmes y rígidos que se refieren sólo a sí misma, sin interferir en la vida de los demás, sino para su propia perfección.
- Hipertensión, cálculos renales, trastornos neurológicos espásticos, dolencias anquilosantes, dismenorreas, tensión en músculos y articulaciones.
- Fanatismo y ascetismo.

Pensamientos positivos:
- Estoy abierto a nuevas experiencias y perspectivas.
- Dejo que las cosas crezcan.

ÁLAMO TEMBLÓN - *Aspen* Populus Tremula

Sentimiento negativo: Miedos vagos e inexplicables.
Transformación: Confianza.
Método de preparación: Cocción.

Descripción de Bach: «Temores vagos y desconocidos para los que no hay explicación ni razón. No obstante, el paciente puede estar aterrorizado por algo terrible que va a suceder sin saber el qué. Estos temores vagos e inexplicables pueden obsesionar de noche y de día. Los que los padecen a menudo temen contar su preocupación a los demás».

Síntomas clave:
- Miedos vagos e inexplicables, aprehensiones.
- Miedos secretos de males inminentes.

Síntomas debidos al bloqueo de la energía: Miedos inexplicables
- Miedo infundado día y noche.
- Ataques repentinos de ansiedad estando a solas o entre la gente.

- Autoengaño, ilusiones.
- Imaginación destructiva.
- Espantosa obsesión por los fenómenos ocultos. Supersticiones.
- Manía persecutoria de castigo, miedo a la fuerza o al poder invisible.
- Pesadillas, se despierta con miedo y pánico, no se atreve a dormir de nuevo.
- Temor a pensamientos y a sueños religiosos, a la oscuridad, a la muerte.
- Temor al destino, a las pérdidas, a que le hagan daño, a otras personas.
- Temor de su propio miedo, no habla de él con nadie.
- Sudoración repentina, taquicardia, palpitaciones, ansiedad, pánico, etc.
- Los niños tienen miedo, no quieren dormir solos, miedo a la oscuridad, a monstruos, pesadillas, terrores nocturnos.

Potencial siguiente a la transformación: Confianza

- Capacidad de entrar en planos más sutiles de conciencia y, en consecuencia, adquirir perspicacia en las líneas de pensamiento esotéricas y religiosas.
- Capacidad de aceptar el destino, las pérdidas nos pueden hacer libres.
- Acceso a esferas espirituales superiores sin temor a las dificultades.

Indicaciones:

- En las personas Álamo temblón, temerosas, ansiosas, con crisis de pánico, manías persecutorias, religiosas, esotéricas, que pueden incluso recordar estados psicóticos, esquizofrénicos. El origen de estos temores puede provenir de un trauma no procesado.
- Estados de intoxicación interiores (tiroides, ovarios, hígado, riñón, insuficiencia cardíaca).

- Intoxicaciones exteriores (alcohol, drogas, estimulantes, medicamentos).
- Útil en fobias, pesadillas, terrores nocturnos infantiles.

Pensamientos positivos:
- Tengo confianza y estoy en manos de Dios.

ALERCE - *Larch* *Larix Decidua*

Sentimiento negativo: Falta de confianza en sí mismo, sentimiento de inferioridad.
Transformación: Autoconfianza.
Método de preparación: Cocción.

Descripción de Bach: «Para los que no se consideran tan buenos ni capaces como quienes los rodean, esperan el fracaso, sienten que nunca alcanzarán el éxito y por eso no se arriesgan, ni hacen el esfuerzo pertinente para lograrlo».

Síntomas clave:
- Siempre espera fallar debido a la falta de confianza en sí mismo.
- Complejos de inferioridad.
- Abandona los propósitos antes de acometerlos porque no se siente capaz de llevarlos a cabo.

Síntomas debidos al bloqueo de la energía: Inferioridad
- Se siente inferior a los demás.
- Admira a los demás, no se cree capacitado en su lugar.
- No espera otra cosa que el fracaso.
- Firmemente convencido de que no es capaz de nada, por lo tanto ni lo intenta.
- Vacilante y pasivo, a causa de la poca confianza en sí mismo.

- Utiliza la enfermedad como excusa para no tener que abordar algo.
- Falsa modestia por falta de confianza.
- Se siente inútil e impotente.

Potencial siguiente a la transformación: Autoconfianza

- Realista al abordar las cosas.
- Persevera incluso cuando hay contratiempos.
- Capaz de evaluar las situaciones objetivamente.

Indicaciones:

- En la persona tipo Alerce que está predispuesta de antemano a la renuncia por falta de confianza en sí misma, ni hace el intento.
- Tartamudeo, dificultades escolares, trastornos del desarrollo, complejos.
- Asma. Impotencia.

Pensamientos positivos:

- Puedo hacerlo. Lo haré. Lo hago.
- Renuncio a mis ideas limitadas.

AULAGA - Gorse *Ulex Europaeus*

Sentimiento negativo: Desesperación, desaliento.
Transformación: Esperanza.
Método de preparación: Solar.

Descripción de Bach: «Para quienes sufren una gran desesperanza y han perdido toda la fe en que se pueda hacer algo por ellos. Pueden probar diferentes tratamientos sólo mediante persuasión o para complacer a los otros, insistiendo en que hay pocas esperanzas de alivio».

Síntomas clave:

- Desaliento y desesperanza profundas, impotencia: «¿De qué sirve?».

Síntomas debidos al bloqueo de la energía: Desesperación

- Estancamiento en el proceso de aceptar su propio destino.
- No hay esperanza de mejoría en enfermedades crónicas.
- Desesperación porque ya no se puede hacer nada más.
- Deprimido, resignado, no tiene energía para volverlo a intentar, ha abandonado.
- Semblante pálido, ojeras oscuras.
- Se deja persuadir por los demás, aunque interiormente piensa: «¿De qué sirve?».
- Años atrás tuvo una larga enfermedad o dolencia crónica.

Potencial siguiente a la transformación: Esperanza

- Se convence de que al final todo saldrá bien.
- Consigue tener una actitud diferente ante su situación de desamparo, y acepta su destino.
- Se da cuenta de que cada uno tiene su carga que llevar.
- Sabe que no debe decir «nunca», surge así una esperanza de recuperación.

Indicaciones:

- En las personas de tipo Aulaga, que han perdido la esperanza después de una larga lucha, que interiormente están convencidas de que no hay nada que hacer, aunque muchas veces se dejan persuadir por los demás.
- Útil en largas convalecencias y en enfermedades crónicas.

Pensamientos positivos:

- Cada día es una nueva oportunidad.
- La fe mueve montañas.
- La esperanza proporciona la curación.

AVENA SILVESTRE - *Wild Oat* *Bromus Ramosus*

Sentimiento negativo: Incertidumbre, insatisfacción.
Transformación: Discernimiento.
Método de preparación: Cocción.

Descripción de Bach: «Para los que ambicionan hacer algo en la vida, adquirir mucha experiencia y disfrutar todo cuanto les sea posible, viviendo con plenitud. Su dificultad consiste en determinar qué ocupación han de seguir, pues si bien sus ambiciones son fuertes, no tienen una vocación que les atraiga por encima de las demás. Esto les puede causar pérdida de tiempo e insatisfacción».

Síntomas clave:

- Indefinido en torno a sus ambiciones.
- Incertidumbre.
- Insatisfacción porque no ha encontrado su misión en la vida.

Síntomas debidos al bloqueo de la energía: Insatisfacción

- Tiene vagas nociones con respecto a sus metas, no puede encontrar una dirección en la vida. Esto le conduce a la insatisfacción, la frustración y el aburrimiento.
- Es ambicioso, quiere hacer algo especial, pero no sabe exactamente el qué.
- Aunque es ambicioso no se siente inclinado por ninguna profesión u ocupación específicas, y ese no saber qué hacer lo lleva al desánimo.
- Está deprimido porque las cosas no son tan evidentes para él como para los demás.
- Está bien dotado, prueba muchas cosas, pero no encuentra satisfacción auténtica en ninguna de ellas.
- Talentos y habilidades no canalizados.
- No quiere confiarse a nadie y, por ello, inconscientemente, tiende a acabar en las mismas situaciones de insatisfacción una y otra vez.

- Disipa con facilidad sus habilidades y energías.
- No sabe dónde meterse.
- La vida profesional o privada no son las deseadas.

Potencial siguiente a la transformación: Discernimiento

- Capacidad para conocer su propio potencial y desarrollarlo al máximo.
- Amplio abanico de talentos. Puede seguir una guía superior y concluir siempre las cosas.
- Tiene ideas y ambiciones claras y no se permitirá ninguna desviación.
- Capaz de hacer bien muchas cosas, incluso varios trabajos a la vez, con éxito.

Indicaciones:

- En las personas de tipo Avena silvestre que sienten que su vida no tiene ningún sentido, que buscan un camino en que realizarse, pero no saben cuál. Y como tienen aptitudes y posibilidades, esta situación las vuelve insatisfechas y frustradas.
- Abscesos que no se resuelven, infecciones que no progresan.
- Depresiones larvadas.

Pensamientos positivos:

- Sigo el curso predestinado de la vida.
- Quiero hacer esto.
- Tengo claro lo que quiero.

BREZO - ***Heather*** *Calluna Vulgaris*

Sentimiento negativo: Egoísmo, terror a la soledad.
Transformación: Comprensión.
Método de preparación: Solar.

Descripción de Bach: «Para quienes siempre buscan la compañía de alguien disponible, pues necesitan discutir sus propios asuntos con los demás sin importarles quién sea. Son muy infelices si han de estar solos durante algún tiempo».

Síntomas clave:

- Egocéntrico.
- Obsesionado con sus propios problemas y asuntos.
- Necesita una audiencia constante.
- Es el niño necesitado.
- «Ladrones de energía.»

Síntomas debidos al bloqueo de la energía: Egocentrismo

- Pensamientos totalmente centrados en sus problemas personales. Se toma a sí mismo absolutamente en serio, «charlatán hipocondríaco».
- Quiere ser el centro de atención, necesita casi compulsivamente una audiencia.
- Toma el control de la conversación e inmediatamente la dirige hacia sí mismo.
- Engancha a los demás en su deseo de lograr lo que quiere, los agarra, no los deja ir.
- Mina la fuerza de los demás con una charla incesante.
- No sabe ni puede estar solo.
- Tiende a exagerar emocionalmente, haciendo una montaña de un grano de arena.
- Egoísta, egocéntrico.
- Mal oyente.
- A menudo proviene de un hogar poco cálido, desnutrido emocionalmente desde niño.

Potencial siguiente a la transformación: Comprensión

- Adulto comprensivo, gran empatía.
- Buen oyente, interlocutor interesado en la conversación.
- Irradia fuerza y confianza.
- Se hace cargo de los asuntos que conciernen a los demás.

Indicaciones:

- En las personas tipo Brezo, egocentristas, egoístas, que sólo se preocupan de sí mismas, quieren ser el centro de atención, no saben estar solas y siempre necesitan audiencia. «Chupadoras de energía.»
- Conflictos de autovaloración, en el fondo sentimiento de inferioridad.

Pensamientos positivos:

- Doy y también recibo.
- Todo cuanto me favorece lo tengo a mi disposición.
- Los demás también tienen problemas y los escucho.
- Me siento seguro interiormente.

BROTES DE CASTAÑO

Chesnut Bud *Aesculus Hippocastanum*

Sentimiento negativo: Repetir los mismos errores una y otra vez.
Transformación: Aprendizaje.
Método de preparación: Cocción.

Descripción de Bach: «Para quienes no sacan todo el provecho de la observación y la experiencia, y tardan más tiempo que otros en aprender las lecciones de la vida cotidiana. Mientras que una sola experiencia sería suficiente para algunos, estas personas necesitan varias para aprender la lección. Por tanto, muy a pesar suyo, cometen el mismo error en diferentes ocasiones, cuando una sola sería suficiente, o bien cuando la observación de los otros hubiera evitado incluso el primer error».

Síntomas clave:

- Repite los mismos errores continuamente, una y otra vez.
- No aprende de las experiencias ni las digiere, y por ello cae siempre en lo mismo.

Síntomas debidos al bloqueo de la energía: Repetir el mismo error

- Comete los mismos errores una y otra vez, se repite los mismos argumentos, registra los mismos accidentes, etc.
- Parece que aprenda muy lentamente de la vida, que carezca de interés, se muestra indiferente, y adolece de prisa interior y falta de observación.
- No saca provecho de la experiencia, no reconsidera los hechos con la suficiente profundidad.
- Intenta olvidar las experiencias desagradables lo antes posible.
- Prefiere precipitarse a nuevas aventuras antes de que transcurran aquellas que han tenido algún efecto real.
- Nunca piensa en aprender de la experiencia de los demás.
- Parece ingenuo, desgarbado, poco atento.
- Aprendizajes lentos, bloqueos mentales, retrasos del desarrollo.
- Aparecen enfermedades físicas regularmente, a intervalos periódicos, sin causa aparente.

Potencial siguiente a la transformación: Aprendizaje

- Mentalmente flexible, buen aprendizaje.
- Mentalmente activo, también aprende observando el comportamiento de los demás.
- Sigue los sucesos de la vida con atención, tomando buena nota, particularmente de todo aquello que sea negativo y de sus propios errores.
- Aprovecha lo mejor de la vida.
- Se considera a sí mismo e interpreta sus fallos a cierta distancia, tal como lo ven los demás.

Indicaciones:

- En las personas tipo Brote de castaño, que no aprenden de las experiencias de la vida y caen siempre en los mismos errores.

- Útil para afecciones físicas que se repiten una y otra vez sin causa aparente.
- Migrañas, dolores abdominales.
- Apoplejía.
- Dificultades de aprendizaje por falta de atención.
- Dificultades de aprendizaje por deficiencias psíquicas o físicas.
- Para ayudar al crecimiento y madurez personales.

Pensamientos positivos:
- Aprendo algo nuevo con cada experiencia.
- Aprendo de mis errores.
- Veo las cosas tal como son.

CASTAÑO BLANCO

White Chesnut *Aesculus Hippocastanum*

Sentimiento negativo: Ideas repetitivas y obsesivas.
Transformación: Tranquilidad.
Método de preparación: Cocción.

Descripción de Bach: «Para quienes no pueden evitar que penetren en su mente pensamientos, ideas o argumentos que no desean. Suele darse esta circunstancia en momentos en los que el interés por el presente no es lo bastante fuerte como para mantener la mente ocupada. Las preocupaciones pueden ser desechadas en algún momento, pero siempre retornan. No hacen sino dar vueltas y causan un tormento mental. La presencia de tales preocupaciones quita la paz e interfiere en el placer cotidiano, el trabajo y la vida».

Síntomas clave:
- Pensamientos no deseados a los que se da vueltas y vueltas en la cabeza.
- No se puede librar de ellos.
- No puede desconectar.
- Obsesiones, el problema va y viene.

Síntomas debidos al bloqueo de la energía: Ideas obsesivas

- Pensamientos no deseados que vuelven constantemente a la mente y no se pueden evitar, no puede desconectar.
- Una preocupación o un suceso no quieren dejarle, royendo su mente.
- Una y otra vez piensa en lo que podría haber hecho, o dicho.
- Tiene la sensación de disco rayado, vueltas y más vueltas.
- Parloteo mental continuo, la cabeza es como una sala de ecos.
- Mantiene en la mente los mismos problemas siempre.
- Hiperactividad mental dando vueltas a lo mismo y falta de concentración en la vida diaria. Por ejemplo, no se da cuenta cuando alguien se dirige a él.
- Insomnio en las primeras horas de la madrugada, no puede dormir porque los pensamientos se repiten y le dan vueltas en la cabeza.
- Cansado y deprimido durante el día, siente la cabeza llena.
- Cefalea frontal, ojos doloridos.

Potencial siguiente a la transformación: Tranquilidad

- Estado mental equilibrado.
- Cabeza clara y tranquila.
- De una mente en paz y sosegada surge de forma espontánea la solución a los problemas.
- Capaz de utilizar su fuerza mental constructivamente.

Indicaciones:

- En las personas Castaño blanco, que sufren incapacidad para concentrarse o pensar con claridad, y en cambio las ideas no deseadas cruzan continuamente su mente, dominan su pensamiento, son sólo ideas fijas.
- Insomnios, migrañas.

- Preocupación mental, fobias, obsesiones, estados maníacos.

Pensamientos positivos:
- Todo toma su propio curso.
- Estoy tranquilo.
- La solución que necesito vendrá por sí misma.

CASTAÑO DULCE - *Sweet Chesnut* *Castanea Sativa*

Sentimiento negativo: Desesperación, angustia, desolación.
Transformación: Esperanza, transformación.
Método de preparación: Solar.

Descripción de Bach: «Para esos momentos que tienen algunas personas, cuando la angustia es tan grande que parece insoportable. Cuando la mente o el cuerpo se sienten al límite de sus fuerzas y ya no pueden más. Cuando parece que ya sólo queda por afrontar la destrucción y el aniquilamiento».

Síntomas clave:
- Sensación de absoluto desaliento.
- Parece que se hayan alcanzado los límites de la resistencia.
- Extrema desesperación física, psíquica y espiritual.

Síntomas debidos al bloqueo de la energía: Desesperación
- Sensación de que se ha alcanzado el límite máximo de resistencia.
- Se siente totalmente perdido en su interior, desamparado y en total aislamiento.
- Desesperado en extremo, sin pensar en el suicidio.
- Parece no haber otra cosa alrededor que caos y destrucción.

- Abandona toda esperanza, sobreviene «la negra noche del alma».
- Teme derrumbarse por la tensión pero en contra de su voluntad.

Potencial siguiente a la transformación: Transformación
- Se perdió y se encontró a sí mismo otra vez.
- Nuevos horizontes. Resurge de las cenizas.
- Reconoce que es posible el cambio, empieza un nuevo viaje interior.
- Capaz de creer otra vez.

Indicaciones:
- En las personas tipo Castaño dulce o común, que están desalentadas y no ven salidas. Son estados difíciles de detectar, pues suelen ser personas fuertes, sin problemas físicos, aunque se puede apreciar en sus caras rasgos rígidos, desesperados y carentes de alegría.
- Personas que lo han aceptado todo y lo han reprimido, han perdido su capacidad de creer, pero no corren el riesgo de suicidarse, pues todo es en contra de su voluntad.
- Útil en situaciones terminales.

Pensamientos positivos:
- Ha de venir la noche antes de que llegue el nuevo día.
- Hacia la luz a través de la oscuridad.

CASTAÑO ROJO - *Red Chesnut* Aesculus Carnea

Sentimiento negativo: Excesivo interés y preocupación por los demás.
Transformación: Distensión.
Método de preparación: Cocción.

Descripción de Bach: «Para quienes encuentran difícil no preocuparse por los demás. Con frecuencia han dejado de preocuparse por sí mismos, pero pueden sufrir mucho por los seres queridos, anticipando a menudo que pudiera ocurrirles alguna desgracia».

Síntomas clave:
- Excesivo interés y preocupación por los demás.

Síntomas debidos al bloqueo de la energía: Interés por los demás
- Gran apego a las personas, especialmente aquellas que le son queridas.
- Excesivo interés por la seguridad de los demás (hijos, pareja, amigos).
- Preocupado de manera exagerada por los problemas de los demás.
- Sobreprotector, supercuidador.
- Autosacrificio.
- Tiene miedo de que algo les haya sucedido a los demás cuando se retrasan.
- Teme que un síntoma inofensivo en sus seres queridos pueda constituir una enfermedad grave.
- Considerando que él se ha salvado por los pelos, se imagina lo más terrible que podía haberle sucedido al otro.
- Padres sobreprotectores, siempre con miedo de lo que les suceda a sus hijos.

Potencial siguiente a la transformación: Distensión
- Capacidad de irradiar pensamientos positivos de seguridad, bienestar y coraje a los demás en situaciones difíciles.
- Proporciona a distancia cierta influencia y una guía positiva a los demás.
- Tiene la cabeza fría en las emergencias, y actúa mental y físicamente.

Indicaciones:

- En la persona Castaño rojo que apenas mira por sí misma y que se preocupa constantemente por los demás.
- Trastornos del sueño, intranquilidad.
- Trastornos sexuales.

Pensamientos positivos:

- Todo va bien y toma un giro positivo.
- Irradio calma y optimismo.
- Estoy en manos de Dios.

CENTAURA - ***Centaury*** *Centaurium Erythraea*

Sentimiento negativo: Sumisión, servilismo.
Transformación: Fuerza, liberación.
Método de preparación: Solar.

Descripción de Bach: «Para personas bondadosas, tranquilas y suaves que se desviven por servir a los demás. En su ansia por lograrlo sobrevaloran sus fuerzas. Su necesidad de agradar crece de tal modo en ellos que se convierten en sirvientes en lugar de ayudantes voluntarios. Su buena naturaleza les conduce a trabajar más de lo que les corresponde y, al hacerlo así, descuidan su propia misión en la vida».

Síntomas clave:

- Voluntad débil, respuesta por encima de todo a los deseos de los demás, buena naturaleza fácilmente explotada, no sabe ni puede decir «no».
- Servilismo.
- Dependencia sentimental.

Síntomas debidos al bloqueo de la energía: Sumisión, servilismo

- Pasivo, de voluntad débil, guiado por los demás.

- Individualidad que no se ha desarrollado bien.
- Complaciente, obediente, servil e incluso sumiso.
- Reacciona a los deseos ajenos más que a los suyos propios.
- Permite dejarse llevar por el mal camino, en el afán de complacer.
- Abnegado, mártir.
- Esclavo más que ayudante consciente.
- Bajo el dominio de otro con una personalidad más egoísta (padre, cónyuge, jefe).
- Se le persuade con facilidad.
- Buena naturaleza fácilmente explotada, cenicienta.
- Adopta inconscientemente gestos, frases y opiniones de otra persona.
- Se cansa, agota y deteriora con facilidad.
- Evita las disputas, no defiende sus propios intereses.
- Tiende a dar más de lo que tiene.
- Sobrevalora con facilidad sus propios recursos en su ansia por servir.
- Peligro de fracaso en conseguir una misión en la vida.

Potencial siguiente a la transformación: Fuerza, liberación
- Sabe cuándo debe decir sí, pero es capaz de decir no si es necesario.
- Se integra bien en grupos, pero siempre conserva su propia identidad.
- Sirve sabia y discretamente, siguiendo sus propios objetivos internos.
- Capaz de vivir de acuerdo con su auténtica misión.

Indicaciones:
- En las personas del tipo Centaura sensibles, bonachonas, flexibles y altruistas, que no saben decir no y caen en el servilismo.
- Infecciones, enfermedades frecuentes, estados de debilidad.

- Relaciones de pareja sadomasoquistas.
- Padres dictatoriales, sometimiento y servilismo en los hijos o lo contrario.

Pensamientos positivos:
- Yo soy el único responsable de mi desarrollo.
- Mi trabajo consiste en encontrarme a mí mismo.
- Defiendo mi personalidad y mis propias necesidades.

CERASIFERA - *Cherry Plum* *Prunus Cerasifera*

Sentimiento negativo: Miedo a perder el control.
Transformación: Sosiego.
Método de preparación: Cocción.

Descripción de Bach: «Para los que tienen miedo a la tensión de la mente, a perder la razón, a hacer cosas horribles y espantosas que no desean ni aprueban pero que, sin embargo, sienten el impulso de hacer».

Síntomas clave:
- Miedo a dejar libre el interior.
- Miedo a perder la razón.
- Miedo a perder el control.
- Arrebatos de cólera incontrolados.
- Cierta tendencia a pensamientos suicidas.

Síntomas debidos al bloqueo de la energía: Miedo a perder la razón
- Sensación de no poder dominarse, ni de poder echar mano de los mecanismos internos de control.
- Desesperado, a punto de tener una depresión.
- Miedo a hacer algo terrible en contra de su voluntad.
- Impulsos brutales, temor a hacer algo que uno no haría normalmente.

- Temor a los poderes incontrolables de su propia mente y espíritu.
- Temor a volverse loco, a la depresión.
- Sensación de poder explotar sin control en cualquier momento.
- Ideas de suicidio, compulsivas, alucinaciones.
- Padres preocupados porque a veces pegarían a sus hijos, riesgo de abusar de ellos.
- En la infancia, súbitos arrebatos incontrolados de rabia, especialmente en niños que se arrojan al suelo, de cabeza contra la pared, etc.

Potencial siguiente a la transformación: Sosiego
- Coraje, fuerza, espontaneidad.
- Capaz de penetrar profundamente en el subconsciente e integrar las ideas conseguidas en su vida.
- Conectado a una poderosa reserva de fuerza espiritual.
- Capaz de atravesar la más grande tortura mental y física manteniendo a salvo su parte espiritual.
- Capaz de alcanzar una gran perspicacia espiritual, reconocer la verdadera meta de la vida y realizar tremendos progresos en su desarrollo.

Indicaciones:
- En las personas tipo Cerasifera, que tienen miedo a enloquecer, a perder el control, con pensamientos suicidas y destructivos, tendencia a la depresión, y un gran dolor psíquico. Precisa en muchas ocasiones tratamiento psiquiátrico e incluso ingreso en una institución, así como psicoterapia.
- Esquizofrenia, psicosis, en todas las consultas psiquiátricas debe ser prescrita cerasifera.
- Útil en incontinencias como enuresis, encopresis, eyaculación precoz, tics nerviosos.
- Útil en niños con rabietas, arranques de cólera, instintos de autoagresión y destrucción, etc.

Pensamientos positivos:
- Me controlo.
- Mi energía está a mi disposición.
- Acepto mi guía interior.

CERATOSTIGMA - *Cerato Ceratostigma Willmottiana*

Sentimiento negativo: Inseguridad, desconfianza en el propio criterio.
Transformación: Seguridad.
Método de preparación: Solar.

Descripción de Bach: «Para quienes no tienen suficiente confianza en sí mismos ni en tomar sus propias decisiones. Constantemente buscan el consejo de los demás y con frecuencia son mal aconsejados».

Síntomas clave:
- Falta de confianza en sus propias decisiones.
- Necesita continuamente la opinión de los demás.
- Les preocupa el «qué dirán».

Síntomas debidos al bloqueo de la energía: Inseguridad
- Desconfía de su propio juicio.
- Pide consejo constantemente a los demás.
- Tremendamente locuaz, pone nerviosos a los demás, los interrumpe con preguntas.
- Sed excesiva de información.
- Acumula mucho conocimiento, pero no lo utiliza.
- Permite que las decisiones y opiniones de los demás creen inseguridad en él.
- Necesita continuamente la aprobación de los otros.
- Opiniones inciertas, variables, vacilantes.
- Parece bobo o simple, incluso estúpido.
- Tiene un débil sentido de su propia identidad.
- Tendencia a imitar las actitudes de los demás, y dado

que se deja influir fácilmente, adopta y busca todas las modas, todo lo «in».
- Concentración deficiente debido a la falta de confianza en su juicio.
- Necesita confiar en los demás, pues desconfía de sus decisiones y de su juicio.

Potencial siguiente a la transformación: Seguridad
- Intuitivo y entusiasta, curioso, deseoso de conocer y aprender.
- Recoge información, la organiza y la utiliza.
- Feliz de transmitir el conocimiento.
- Buena coordinación del pensamiento abstracto y concreto.
- Acepta la guía interior, confía en sí mismo y se atiene a sus decisiones.
- Actúa sabiamente.

Indicaciones:
- En las personas Ceratostigma, que no tienen ninguna confianza en sus propias decisiones y necesitan continuamente la opinión de los demás.
- En personas inmaduras, infantiles.
- Trastornos psicosomáticos diversos.

Pensamientos positivos:
- Me guío por mis decisiones.
- Sólo yo puedo decidir lo que me conviene.
- Confío en mi guía interna.

CLEMÁTIDE - *Clematis* Clematis Vitalba

Sentimiento negativo: Distracción, falta de realismo, de interés por el presente.
Transformación: Presencia, concentración.
Método de preparación: Solar.

Descripción de Bach: «Para los soñadores que no están nunca despiertos y no sienten gran interés por la vida. Gente tranquila, no muy feliz en sus actuales circunstancias y que vive más en el futuro que en el presente, viven a la espera de tiempos más felices y de que sus sueños se conviertan en realidad. En la enfermedad, algunos hacen muy pocos esfuerzos o ninguno por recuperar su salud y, en algunos casos, llegan incluso a desear la muerte, con la esperanza de una vida mejor, de reencontrarse con un ser querido al que han perdido».

Síntomas clave:

- Sueña despierto.
- Siempre tiene pensamientos en todas partes y presta poca atención a lo que sucede a su alrededor.
- Vive en las nubes.

Síntomas debidos al bloqueo de la energía: Falta de interés

- Perdido en sus pensamientos, distraído, sueña despierto, ligero de cascos.
- Idealista, esperando un futuro mejor, por lo tanto, no tiene mucho interés en el mundo.
- Ligeramente confuso, hueco, vacío.
- Cuando tiene problemas, piensa soluciones ilusorias y poco realistas.
- Son típicos la mirada desenfocada y los ojos de soñador.
- Parece soñar y nunca estar totalmente despierto.
- Reacciona con indiferencia a las malas y a las buenas noticias.
- Difícilmente es ansioso o agresivo, porque no está totalmente en el presente.
- Carente de vitalidad, apático, a menudo pálido.
- Pies y manos fríos, adormecidos, sensación de vacío en la cabeza.
- Sensación de flotar, atontado, como si estuviese anestesiado.

- Necesita dormir mucho, somnolencia en momentos poco corrientes.
- Se desmaya con facilidad, tendencia al mareo.
- Imagen corporal pobre, tiende a tropezarse con las cosas.
- Memoria pobre, no aprecia el detalle, no pone interés, ni escucha.
- Muestra poco interés en reponerse cuando está enfermo, débil instinto de autoconservación, llegado el momento no objetaría la muerte, aunque no tiene tendencias suicidas.
- Gran sensibilidad por el color, la forma, los sonidos, las fragancias. Imaginativo, artístico, romántico, excéntrico.
- No utiliza su talento artístico, hace trabajos vulgares para ganarse la vida.

Potencial siguiente a la transformación: Presencia, concentración

- Tiene control del mundo, del pensamiento, encuentra cada día nuevo interés en el mundo real. Vuelve a la realidad. Se concentra.
- Dispuesto a aprovechar su talento artístico en trabajos creativos.

Indicaciones:

- En las personas tipo Clemátide, que no están interesadas en el presente, que sueñan despiertas con todo tipo de especulaciones y así satisfacen sus deseos.
- En tendencia al desmayo, colapso, coma, ausencias, trances, falta de memoria.
- En rehabilitaciones, enfermedades crónicas, trastornos auditivos y visuales, somnolencia.
- Retrasos del desarrollo, escolares, por falta de atención. Tendencia al desorden.
- Esterilidad.

- Para tener ganas de reponerse de las enfermedades.

Pensamientos positivos:
- Participo, me concentro y estoy presente.
- Estoy aquí y ahora.
- Tengo una misión concreta.

ESCLERANTO - *Scleranthus* *Sclerantus Annuus*

Sentimiento negativo: Incertidumbre entre dos cosas, inestabilidad.
Transformación: Estabilización.
Método de preparación: Solar.

Descripción de Bach: «Para quienes sufren mucho por ser incapaces de decidir entre dos cosas. Primero les parece bien una y luego la otra. Suelen ser personas calladas que sobrellevan solas sus dificultades, ya que no se sienten inclinadas a comentarlas con otros».

Síntomas clave:
- Indeciso entre dos cosas, errático, falto de equilibrio interno.
- Cambia de humor y de opinión a cada momento.

Síntomas debidos al bloqueo de la energía: Indeciso entre dos cosas
- Falto de decisión a causa de su impaciencia interna.
- Pensamientos vacilantes, constantemente entre dos posibles caminos.
- Fluctuación externa del humor, risa, llanto, alegría, pena.
- Inspira poca confianza, por ser de opiniones muy variables.
- La falta de equilibrio y estabilidad internos le conducen a depresiones.

- Poco concentrado, en una conversación salta de tópico en tópico.
- Pierde muy buenas oportunidades tanto en la vida privada como profesional. Debido a su falta interna de decisión, todo le cuesta un tiempo valioso.
- Nunca pide consejo a los demás ante un conflicto interno, y trata de llegar a una decisión por sí mismo.
- A menudo tembloroso, de gestos espasmódicos.
- Tiene los síntomas físicos típicos de la carencia de equilibrio interior, alternancia extrema entre actividad y apatía, elevación y descenso rápido de la temperatura corporal, apetito y anorexia, estreñimiento y diarrea, mareos, etc.

Potencial siguiente a la transformación: Estabilización
- Poder de concentración y determinación.
- Mantiene el equilibrio interno cualquiera que sea la circunstancia.
- Versátil y flexible, capaz de integrar la fuerza de su vida.
- Toma instantáneamente las decisiones correctas.
- Su presencia tranquiliza a los demás.

Indicaciones:
- En las personas tipo Escleranto, a las que les es difícil decidirse, les cuesta tomar una decisión, y cambian continuamente de humor y opinión.
- Estados maníaco-depresivos, en las alternancias de temperatura corporal, en diarrea-estreñimiento, anorexia-apetito, mareos, etc.
- En constituciones hidrogenoides, linfáticas.
- Útil en alteraciones del equilibrio, mareos, vértigos, etc.

Pensamientos positivos:
- La decisión proviene de mí.
- Tomo un camino.

ESTRELLA DE BELÉN - *Star of Bethlehem*

Ornithogalum Umbellatum (Leche de gallina)

Sentimiento negativo: Efectos espantosos tras estados de conmoción (shock).
Transformación: Paz.
Método de preparación: Cocción.

Descripción de Bach: «Para los que sufren un gran malestar debido a acontecimientos que les han producido una gran infelicidad. El trauma causado por graves noticias, la pérdida de un ser querido, el susto que sigue a un accidente o situaciones parecidas. Alivia a quienes por un tiempo se niegan a recibir consuelo».

Síntomas clave:

- Efectos de espantosas experiencias, físicas, mentales o psíquicas. No importa que sean recientes o lejanas.

Síntomas debidos al bloqueo de la energía: Estado de shock (traumas)

- Infeliz, triste.
- Tristeza paralizante después de decepciones, malas noticias, accidentes y otros sucesos inesperados (shock).
- Los sucesos pueden remontarse a la infancia y ser inconscientes.
- La situación necesita alivio, pero el enfermo es incapaz de aceptar consuelo.
- Puede estar inclinado hacia prácticas como la magia o hacia el misticismo.
- Ausencia de fuerza, paso vacilante, se le apaga la voz a medida que habla.
- Condiciones psicosomáticas de todo tipo que se resisten al tratamiento.
- Puede tener historia de abuso de drogas.

Potencial siguiente a la transformación: Paz

- Vitalidad interior, mente clara y fortaleza interior.
- Adapta su sistema nervioso a los cambios de energía.
- Tiene la facultad de recuperarse rápidamente.

Indicaciones:

- En las personas que no han superado una conmoción o una vivencia horrible, o que no pueden hacer frente a las situaciones de la vida.
- Víctimas de accidentes, conmociones, fracturas, paraplejias.
- Shocks reprimidos incluso desde la infancia, que pueden condicionar su vida.
- Dolencias de tipo psicosomático, histerias, neurosis, trastornos sexuales, trastornos tiroideos, dolencias cardíacas, problemas articulares, depresiones, alergias.
- Se puede emplear también en pacientes sometidos o que se hayan de someter a intervenciones graves.
- Útil a nivel energéticoemocional, ayudando a que no degenere en enfermedad.
- Forma parte del «Remedio de urgencia».

Pensamientos positivos:

- Dejo salir los bloqueos de energía.
- Tengo la cabeza clara y despierta.
- Todo mi sistema respira.

GENCIANA - *Gentian* Gentiana Amarella

Sentimiento negativo: Depresión por causas conocidas, pesimismo.
Transformación: Ánimo.
Método de preparación: Solar.

Descripción de Bach: «Para quienes se desalientan fácilmente. Pueden estar progresando bien de una enfermedad o en los asuntos de la vida cotidiana, pero ante cualquier retraso u obstáculo, dudan y se desaniman muy pronto».

Síntomas clave:
- Escéptico, dubitativo, pesimista, se desanima fácilmente.
- Depresivo por causas conocidas, miedo al futuro.

Síntomas debidos al bloqueo de la energía: Depresión, sabe por qué
- Se siente deprimido y sabe por qué.
- A veces parece gozar de su pesimismo, con cierto masoquismo.
- Escepticismo.
- Expresa dudas, cualquiera que sea la situación.
- Incertidumbre debida a la falta de fe y confianza.
- Se desanima y desilusiona con facilidad ante dificultades inesperadas.
- Se siente fácilmente desesperanzado.
- Le falta perseverancia.

Potencial siguiente a la transformación: Ánimo
- Capacidad de vivir con el conflicto.
- Convicción de que, si uno ha hecho lo mejor, no habrá fracasado.
- Certeza de que los problemas se pueden superar.
- Firme confianza en sus posibilidades a pesar de las circunstancias adversas.
- Capaz de ver la salida y dar confianza a los demás.

Indicaciones:
- En las personas tipo Genciana, que son pesimistas, se desaniman, no tienen perseverancia, son negativas, piensan siempre lo peor y se dan por vencidas.
- En enfermedades crónicas con recidivas, asma, alergias, ataques de todo tipo.
- En convalecencias y recaídas.

- En depresiones exógenas, mejora el estado de ánimo en general y da confianza.

Pensamientos positivos:
- Los problemas son oportunidades para aprender.
- Creo en el éxito final.
- Todo tiene un significado profundo.

HAYA - ***Beech*** *Fagus Sylvatica*

Sentimiento negativo: Arrogancia, intolerancia, actitud crítica.
Transformación: Tolerancia.
Método de preparación: Cocción.

Descripción de Bach: «Para quienes sienten la necesidad de ver más bondad y belleza en todo lo que les rodea, y aunque a veces parece que hay cosas que están equivocadas, tienen la capacidad de ver lo bueno que surge dentro de ellas y así son más tolerantes, indulgentes, comprensivos de los diferentes caminos de cada individuo y todas las cosas concurren en su propia perfección final».

Síntomas clave:
- Actitud crítica, arrogancia, intolerancia.
- Critica sin comprender la situación y los puntos de vista de los demás.
- Personas críticas e intolerantes que se creen en posesión de la verdad.
- Dogmáticos y obstinados, inflexibles con los demás.

Síntomas debidos al bloqueo de la energía: Intolerancia
- Incapacidad de tener comprensión e indulgencia con los demás.
- Incapaz de comprender los sentimientos de los otros, pues los propios están bloqueados.

- Enjuicia a los demás, ve sus faltas y las condena.
- Siempre ve lo negativo de una situación. Incapacidad de apreciar lo positivo.
- Pasa por alto el hecho de que todo el mundo no tiene los mismos potenciales ni las mismas ventajas, y que cada uno sólo se puede desarrollar según su potencial interior.
- Tiene principios firmes, muy definidos, es severo.
- Reacciona con mezquindad, pedantería, y a veces con modales difíciles.
- Le molestan los pequeños gestos y los hábitos lingüísticos de los demás.
- El grado de irritación no guarda relación con la causa.
- Tenso en el interior, rígido, inflexible.
- Por ser hipercrítico, tiende a estar aislado de sus propios compañeros.

Potencial siguiente a la transformación: Tolerancia

- Agudeza mental, capaz de captar los distintos modelos de comportamiento humano y el desarrollo individual.
- Facultades para un buen diagnóstico.
- Tolerante y bien fundamentado en la vida, reconoce la unidad en la diversidad.

Indicaciones:

- En las personas tipo Haya, críticas, intolerantes, que se creen en posesión de la verdad, con temperamento obstinado y dogmático, y con muy poca flexibilidad hacia los demás. Sólo ve la «paja en el ojo ajeno».
- En trastornos psicosomáticos.
- Alergias, hipertensión, tensiones reflejadas en la parte superior del cuerpo.

Pensamientos positivos:

- Me siento en paz conmigo mismo y con los demás.
- Sólo sé que no sé nada.

- Formo parte de la otra persona y ella de mí.
- Nadie es igual y lo comprendo.

HELIANTEMO - *Rock Rose*

Helianthemus Nummularium (Tamarilla)

Sentimiento negativo: Terror, pánico, miedo.
Transformación: Coraje.
Método de preparación: Solar.

Descripción de Bach: «Es el remedio de emergencia para los casos en que parezca que ya no hay esperanzas, en accidentes o enfermedades repentinas, o cuando un paciente está muy asustado y aterrorizado, o su condición es lo suficientemente grave para causar temor a quienes lo rodean. Si el paciente no está consciente, se le pueden humedecer los labios con el remedio. También se pueden agregar otros remedios si es necesario, clemátide si está inconsciente, agrimonia si hay tormentos, etc.».

Síntomas clave:
- Estado extremadamente acusado de miedo, terror, pánico.
- Temor exagerado a la muerte.
- Temores y fobias profundamente arraigados en el subconsciente.

Síntomas debidos al bloqueo de la energía: Terror, pánico, miedo
- Se intensifica repentinamente la ansiedad en situaciones de emergencia.
- Rígido por el miedo, terror, horror, pánico.
- Como si no estuviera en su sano juicio, no oye, no ve, no habla.
- Sensación de corazón paralizado por el miedo.
- Persiste el temor después de haberse librado de una situación de emergencia.

- Pesadillas y terrores nocturnos en niños.
- Drogadicción.

Potencial siguiente a la transformación: Coraje
- Heroísmo, se supera a sí mismo en emergencias y en situaciones críticas, y moviliza su energía.
- Hace las cosas en beneficio de los demás, sin tener en cuenta los posibles riesgos que se pueden derivar contra él.

Indicaciones:
- En situaciones en que la persona es presa del pánico y de miedo extremo.
- En accidentes, vivencias de fuerte conmoción, enfermedades graves, infarto, cancerofobia.
- Pesadillas y terrores nocturnos en niños.
- Útil en todo proceso que tenga que ver con crisis de angustia y ansiedad.
- Forma parte del remedio de urgencia *Panic Attack*.

Pensamientos positivos:
- Soy algo más que mi cuerpo.
- Estoy en manos de Dios.
- Tengo una gran fuerza interior.

HOJARANZO - *Hornbeam* Carpinus Betulus

Sentimiento negativo: Agotamiento mental y debilidad física.
Transformación: Vitalidad.
Método de preparación: Cocción.

Descripción de Bach: «Para quienes sienten que carecen de fuerzas mentales o físicas con que sobrellevar la carga de la vida. Los asuntos cotidianos les parecen demasiado pesados, si bien suelen cumplir su tarea de forma satisfactoria.

Para quienes creen que alguna parte del cuerpo necesita fortalecerse para trabajar más fácilmente».

Síntomas clave:

- Debilidad, agotamiento mental, tanto temporal como prolongado, dilaciones.
- Comenzar las tareas diarias es una hazaña.

Síntomas debidos al bloqueo de la energía: Fatiga mental y física

- Cabeza pesada, cansado, agotado, exhausto.
- Resaca mental, síndrome del «lunes por la mañana».
- Cefaleas después de ver televisión, leer y estudiar mucho, y otras exigencias excesivas de los sentidos.
- Se siente privado de vigor, bloqueo mental.
- Al despertar, duda si podrá hacer frente a las tareas diarias, pero se siente mejor a medida que se pone en marcha.
- Agotado por el pensamiento de tener que hacer frente a otro día, a otra semana.
- Cree que es imposible empezar a trabajar sin estimulantes, café, té, tónicos, etc.
- Vida demasiado organizada y rutinaria, vuelve a tener vigor cuando existe algo interesante.
- Está más agotado al levantarse que al acostarse.
- Agotamiento con el paso de los años por una vida demasiado rutinaria, sedentaria, con pocas novedades y poco ejercicio físico.

Potencial siguiente a la transformación: Vitalidad

- Mente activa, cabeza clara, fresca, gusta de la variedad.
- Seguro de dominar las tareas que tiene que afrontar, incluso aunque parezca que sobrepasan sus fuerzas.

Indicaciones:

- En las personas tipo Hojaranzo, que creen que no podrán con sus obligaciones diarias, que se sienten débiles, agotadas, pero que, una vez han empezado, lo hacen muy bien.

- En convalecencias.
- Útil en el «síndrome del lunes por la mañana».
- En el agotamiento al empezar el día.

Pensamientos positivos:

- Me siento despierto y fresco.
- Haré lo que desee y cualquier cosa que haga me gustará.
- Seguiré mis impulsos.

IMPACIENCIA - *Impatiens* *Impatiens Glandulifera*

Sentimiento negativo: Impaciencia, tensión.
Transformación: Paciencia.
Método de preparación: Solar.

Descripción de Bach: «Para quienes son rápidos en el pensamiento y en la acción, y quieren que todo se haga sin vacilación ni retraso. Cuando están enfermos quieren recuperarse pronto. Les resulta muy difícil tener paciencia con las personas lentas, pues les parece un error y una pérdida de tiempo, y se esforzarán por que éstas sean más rápidas en todos los aspectos».

Síntomas clave:

- Impaciente, irritable, reacciones excesivas.
- Odia la rutina, siempre tiene prisa.
- No respeta el curso natural de los acontecimientos.

Síntomas debidos al bloqueo de la energía: Impaciencia

- Tensión debida a una actividad mental rápida.
- Espera que todo vaya rápido y sin contratiempos.
- Encuentra difícil esperar que las cosas sigan su curso.

- Le produce frustración la gente que trabaja lentamente.
- Espontáneo, activo, enérgico.
- Impaciente y falto de tacto con quienes son más lentos.
- Quita la palabra de la boca a los demás por su impaciencia.
- Su impaciencia le conduce a decisiones precipitadas.
- Se hace cargo de todo, prefiere trabajar solo, a su ritmo.
- Apresura a los demás.
- Gran deseo de independencia.
- Se encoleriza con facilidad, es brusco, seco, aunque se le pasa rápido.
- Su extrema tensión interna le hace propenso a los accidentes, aunque reacciona con rapidez.
- Agotamiento a corto plazo, hambre repentina por haber agotado los recursos energéticos al llevar un ritmo muy rápido.
- Reacciones físicas debido a la excesiva tensión nerviosa.

Potencial siguiente a la transformación: Paciencia
- Rápido en el pensamiento, la comprensión y la acción.
- Mente independiente.
- Por encima del coeficiente medio.
- Paciencia, sentimientos refinados.
- Amabilidad, empatía y comprensión de lo ajeno.
- Capaz de utilizar sus talentos diplomáticamente, en beneficio de todos.

Indicaciones:
- En las personas que se caracterizan por la rapidez, la impaciencia y el nerviosismo y que no soportan la lentitud.
- En reacciones físicas debidas a la excesiva tensión nerviosa y a la rapidez.
- Taquicardia, intranquilidad, insomnio, sofoco, alergias,

prurito, eccemas, hipo, tics, trastornos gastrointestinales, hipertensión, espasmos, cistitis, etc.

Pensamientos positivos:
- Cada uno tiene su ritmo.
- Profundidad antes que velocidad.

MADRESELVA - *Honeysuckle* *Locinera Caprifolium*

Sentimiento negativo: Nostalgia, vivir en el pasado.
Transformación: Realidad.
Método de preparación: Cocción.

Descripción de Bach: «Para quienes viven demasiado en el pasado, que quizá fue una época de gran felicidad, o en los recuerdos de un amigo perdido, o de ambiciones que no se han convertido en realidad. No esperan encontrar nuevamente una felicidad como la que tuvieron».

Síntomas clave:
- Anhelo por el pasado, regresiones al pasado, no vive en el presente.
- Nostalgia, persona que se empeña en vivir en el pasado.

Síntomas debidos al bloqueo de la energía: Vivir en el pasado
- Se refiere constantemente al pasado, tanto en su propia mente, como en sus conversaciones con los demás.
- Glorifica y ensalza lo pasado esperando que vuelva.
- Recuerda tristemente aquellos viejos tiempos.
- No puede sobreponerse a la pérdida de una persona amada (padres, hijos, consorte).
- No puede olvidar los sucesos del pasado.
- Nostalgia.

- Siente haber perdido una oportunidad, no se cumple su sueño.
- Desea empezar otra vez.

Potencial siguiente a la transformación: Realidad
- Tiene una relación vívida con el pasado, pero vive en el presente.
- Ha aprendido de la experiencia pasada, pero no se agarra a ella.
- Conserva lo hermoso del pasado para el presente.
- Rescata el pasado a la vida como escritor, arqueólogo, historiador.

Indicaciones:
- En las personas que tienen una gran nostalgia y no pueden superar su pasado, se refieren constantemente a él y huyen de este modo de la realidad.
- En las dificultades de adaptación o penas por no superar una pérdida.
- Útil en problemas propios de la senilidad.
- En el entendimiento o aceptación de enfermedades congénitas.

Pensamientos positivos:
- Nada permanece siempre igual.
- La vida transcurre ahora.
- Cada día es nuevo y excitante.
- Me identifico a mí mismo con lo que soy y lo que tengo actualmente.

MANZANO SILVESTRE - *Crab Apple*
Malus Pumila Sylvestris

Sentimiento negativo: Escrupuloso, sensación de suciedad física y psíquica.
Transformación: Purificación.
Método de preparación: Cocción.

Descripción de Bach: «Éste es el remedio de la limpieza, para quienes sienten que hay algo no muy limpio en ellos. Con frecuencia se trata de algo insustancial en apariencia, pero puede constituir un trastorno más serio y pasar desapercibido si se concentran en otra cosa. En ambos casos el individuo está ansioso de verse libre de algo que le perturba la mente y de lo que tiene que deshacerse como sea. Se desaniman si no se curan».

Síntomas clave:

- Escrupuloso, sensación de impureza o suciedad, tanto física como psíquica.
- Se siente sucio, infecto, a disgusto consigo mismo, atrapado por los detalles.

Síntomas debidos al bloqueo de la energía: Vergüenza, suciedad

- Excesivo énfasis en el principio de pureza, tanto espiritual como física.
- Se disgusta consigo mismo considerando sus pensamientos negativos, sus palabras poco amables o su comportamiento egoísta con los demás.
- Se condena por haber hecho algo en desacuerdo con su naturaleza interna.
- Sensación de desterrar los pensamientos impuros.
- Sentimiento de pecador, de que está manchado.
- Sobrevalora los detalles, pierde de vista la globalidad.
- Atrapado por el detalle, se deja tiranizar por las cosas menores, sin importancia.
- Es la perfecta ama de casa, y muestra una actitud pedante.
- Todo tiene que estar limpio como una patena.
- Susceptible a la pérdida del orden tanto en la vida privada como en la pública.
- A veces tiene problemas con acciones físicas, como besar o amamantar.

- Se disgusta consigo mismo si tiene erupciones, sudoración, lunares, verrugas.
- Sufre ansiedad por todo tipo de suciedad, insectos, bacterias, etc.
- Miedo a que la comida pueda hallarse en mal estado, los lavabos sucios, las medicinas caducadas, la polución sea tóxica o venenosa.
- Gran necesidad de exteriorizar, tos nerviosa o crónica, frío crónico, pus.
- Extrema necesidad de limpieza, incluso lava compulsivamente.
- La gente dice que «no está bien de la cabeza».

Potencial siguiente a la transformación: Purificación
- Generoso, pocas cosas pueden afectar a su compostura.
- Ve las cosas desde la perspectiva correcta.
- Reconoce los puntos por resolver y es capaz de transformarlos.
- No se siente impuro, ni sucio.

Indicaciones:
- En las personas tipo Manzano silvestre, que son escrupulosas, y muy a menudo se sienten sucias tanto física como espiritualmente. Maniáticas del orden y la limpieza.
- En enfermedades dermatológicas, alergias, trastornos digestivos, estreñimiento y diarreas, en focos crónicos, abscesos, sinusitis, otitis, rinitis, etc.
- Es útil en todo tipo de infecciones, tanto en su fase inicial como profiláctica.
- Para todo proceso de purificación y desinfección.

Pensamientos positivos:
- Estoy limpio, soy limpio.
- Nadie es perfecto.
- Todos cometemos errores.

MÍMULO - ***Mimulus*** *Mimulus Guttatus*

Sentimiento negativo: Miedo de las cosas de la vida cotidiana.
Transformación: Coraje.
Método de preparación: Solar.

Descripción de Bach: «Para el miedo a las cosas del mundo, la enfermedad, el dolor, los accidentes, la pobreza, la oscuridad, la soledad, las desgracias, los temores de la vida cotidiana. Estas personas soportan sus miedos en silencio y secretamente sin hablar de ellos libremente con los demás».

Síntomas clave:

- Miedos conocidos, vergüenza, timidez, miedo al mundo.
- Personas sensibles y tímidas.

Síntomas debidos al bloqueo de la energía: Miedo a la vida cotidiana

- Tímido, vergonzoso, reservado, muy sensible psicológicamente.
- La vida es espantosa, los miedos le tienen cogido y paralizado.
- Ansiedades y fobias específicas tales como: miedo al frío, la oscuridad, la enfermedad, el dolor, el cáncer, la muerte, el futuro, los accidentes, la propia salud, perder los amigos, los ruidos, las arañas, los animales, etc.
- Hipersensibilidades a todo: el frío, el ruido, la antipatía, las palabras fuertes, el conflicto, la contradicción, la agresión, etc.
- Inseguro de sí mismo a causa de su gran nerviosismo, tartamudez, dificultades en el lenguaje, risa nerviosa.
- Se ruboriza con facilidad.

- Miedo a estar solo, pero tímido y nervioso cuando está en compañía.
- Tiene mucha ansiedad cuando encuentra dificultades o cuando las cosas no se resuelven de la forma que él desearía.
- Se deprime en presencia de los demás, lo que le conduce a aislarse.
- Muy prudente en las convalecencias, por miedo a no curarse.
- Cae fácilmente enfermo cuando se enfrenta a las cosas que teme.

Potencial siguiente a la transformación: Coraje

- Ha superado las ansiedades, se enfrenta al mundo con ecuanimidad.
- Coraje personal.
- Comprende a los demás cuando se hallan en una situación similar.
- Carácter sensible.

Indicaciones:

- En la persona tipo Mímulo, que tiene miedo a algo concreto.
- En trastornos psicosomáticos, fobias, nerviosismo, claustrofobia, mareos, tartamudeo, asma, enuresis, opresión cardíaca, hipertiroidismo, gran sensibilidad y otros trastornos funcionales.
- En ansiedad de anticipación, miedo a las expectativas, hipocondríaco.
- En tumores de origen y causa conocida con desencadenante psíquico.

Pensamientos positivos:

- Siento fortaleza y coraje interno.
- Cada problema es una oportunidad para crecer.
- Estoy libre de mi miedo.
- Confío en mí.

MOSTAZA - *Mustard* Sinapis Arvensis

Sentimiento negativo: Tristeza, depresión de causa desconocida.
Transformación: Ánimo.
Método de preparación: Cocción.

Descripción de Bach: «Para quienes están expuestos a temporadas de tristeza o aun desesperación, como si los cubriera una fría nube oscura que les ocultase la luz y la alegría de vivir. No se puede encontrar una razón o explicación a estos ataques».

Síntomas clave:

- Períodos de profunda tristeza y melancolía que aparecen y desaparecen de pronto, depresión endógena.
- La tristeza y el desaliento no parecen tener causa conocida.

Síntomas debidos al bloqueo de la energía: Depresión desconocida

- Sentimientos melancólicos, depresivos, se ve todo negro.
- Se siente excluido de una vida normal, lo que le lleva a aislarse de los demás.
- Introvertido, todas las energías revierten hacia dentro.
- No puede disimular ni superar su estado delante de los demás.
- No puede evitar estos estados depresivos.
- Cólera: una situación o una persona será el factor desencadenante.

Potencial siguiente a la transformación: Ánimo

- Serenidad interna, alegría y estabilidad, tanto en días soleados como nublados.

Indicaciones:

- En las personas tipo Mostaza, que padecen estados depresivos y melancólicos sin razón aparente y que después desaparecen también de forma espontánea.
- En la depresión endógena (por causas internas), en la depresión larvada.
- En los síntomas somáticos acompañantes, debilidad, trastornos cardíacos, cefaleas, neuralgias, insomnios, ciática, etc.
- En reacciones de ira o cólera, como respuesta a la tendencia a reprimir las reacciones agresivas. Afirman no conocer el motivo de su estado porque así evitan, aunque sea inconscientemente, tener que enfrentarse al problema.
- Útil en personas inmersas en una transformación interior y espiritual.

Pensamientos positivos:

- Me siento lleno de alegría.
- Mi interior está libre y feliz.
- Agradezco mis horas de dolor.

NOGAL - *Walnut* Juglans Regia

Sentimiento negativo: Sensible a las influencias externas y a los cambios.
Transformación: Cambio.
Método de preparación: Solar.

Descripción de Bach: «Para quienes tienen ideales y ambiciones bien definidos en la vida y los llevan a cabo, pero que a veces se ven tentados a apartarse de ellos llevados por el entusiasmo, las convicciones o las sólidas ideas de los demás. El remedio brinda constancia y protección a las influencias externas».

Síntomas clave:

- Dificultades para adaptarse a los períodos de transición de la vida.
- Se resiste a las influencias poderosas y persigue su propia ambición.
- Dificultades en las distintas etapas de la vida, infancia, adolescencia, menopausia.
- Dificultad en todo lo que implique cambio, trabajo, boda, separación, etc.

Síntomas debidos al bloqueo de la energía: Sensible a cambios

- Normalmente sabe lo que quiere, pero tiende a dudar ante una situación específica, nueva.
- Toma las decisiones que afectan a su vida, sólo le falta dar el último paso.
- Quiere dejar atrás todas las restricciones e influencias, pero no lo consigue del todo.
- Le resulta difícil escapar de una personalidad dominante cuando quiere tomar decisiones relativas a su vida (padres, cónyuge, maestros, etc.).
- Sucesos externos inesperados le obligan a replantearse su vida, y cuando ocurren cambios cruciales (cambio de empleo, divorcio, jubilación, traslado a otra ciudad, cambio de domicilio, etc.), tiene dificultades para adaptarse.
- También existe esta dificultad de adaptación a los cambios importantes en las distintas etapas de la vida (dentición, infancia, pubertad, adolescencia, madurez, embarazo, menopausia, senectud, estados terminales de una enfermedad, etc.).
- Ha renunciado a una relación, pero, a pesar de la separación física, aún se siente influido por la antigua pareja.

Potencial siguiente a la transformación: Cambio

- Permanece fiel a sí mismo, sigue la meta de su vida sin desviarse, a pesar de las circunstancias adversas, y no se deja influir por los demás.

- Abierto y sin juicios ante lo nuevo.
- Reconoce las leyes que se ocultan tras los cambios que ocurren.
- Inmune a la influencia externa y abierto a la inspiración interior.
- Capaz, por fin, de librarse de las sombras del pasado.

Indicaciones:
- En las personas tipo Nogal que necesitan tener fuerza en las fases importantes de la vida, y cuando deben llevar a cabo un cambio decisivo.
- En cambios físicos, dentición, pubertad, climaterio.
- En todos los procesos de cambio (separación, divorcio, boda, cambio de trabajo o de residencia).
- En embarazos, partos, fallecimientos, para aceptar el cambio.
- En trastornos del desarrollo en los niños, y en las distintas etapas de la vida.

Pensamientos positivos:
- Todo cambio es positivo.
- Solamente sigo mi propia guía interior.
- Las influencias y factores restrictivos pasan de largo de mí.
- Resisto.

OLIVO - *Olive* *Olea Europea*

Sentimiento negativo: Fatiga mental y física extremas.
Transformación: Regeneración.
Método de preparación: Solar.

Descripción de Bach: «Para los que han sufrido mucho mental o físicamente y se encuentran tan exhaustos y agotados que se sienten sin energías para realizar el menor esfuerzo. La vida cotidiana les representa una dura prueba y no les proporciona ningún placer».

Síntomas clave:

- Completamente exhausto, fatiga mental y física extremas.
- Cuando se llega al límite del agotamiento y del cansancio.

Síntomas debidos al bloqueo de la energía: Fatiga mental y física

- Agotamiento debido a un período de tensión o de enfermedad física.
- Sensación de estar completamente acabado, fracasado.
- Profundo cansancio interior tras períodos de gran lucha y transformación.
- Agotamiento tras un largo período de lactancia y cuidado de un hijo.
- Para reponer fuerzas en procesos que han necesitado muchas energías.
- Necesidad de mucho sueño.

Potencial siguiente a la transformación: Regeneración

- Gran fuerza y vitalidad.
- Durante los períodos de tensión confía plenamente en su guía interna y de este modo puede arreglárselas en situaciones con exigencias extremas.

Indicaciones:

- En las personas tipo Olivo que necesitan energía para su vida, trabajo o enfermedad, que completamente exhaustas se encuentran al borde de su resistencia.
- En todas las situaciones de agotamiento, por enfermedades que hayan durado un cierto tiempo, insuficiencia cardíaca, insuficiencia hormonal, hipotensión, tensión psíquica, depresiones.
- El Olivo es un remedio adicional en muchas ocasiones, es también un remedio constitucional.

Pensamientos positivos:

- Pido fuerza para lo que tengo que hacer.
- Reconozco las necesidades de mi cuerpo.
- Siento fluir mi energía.

OLMO BLANCO - ***Elm*** *Ulmus Procera*

Sentimiento negativo: Sensación de estar abrumado por la responsabilidad.
Transformación: Equilibrio.
Método de preparación: Cocción.

Descripción de Bach: «Para quienes están haciendo un buen trabajo, siguiendo la vocación de su vida, y esperan hacer algo importante, con frecuencia en bien de la humanidad. A veces suelen tener momentos de depresión, pensando que la tarea emprendida es demasiado difícil y sobrepasa la capacidad de un ser humano».

Síntomas clave:

- Sensación temporal de insuficiencia.
- Abrumado por las responsabilidades.

Síntomas debidos al bloqueo de la energía: Agobiado por el trabajo

- Sensaciones repentinas de sentirse agobiado por el trabajo.
- Sensación de que tiene demasiadas responsabilidades.
- Fases de desánimo y de agotamiento en caracteres fuertes, que habitualmente tienen una gran confianza en sí mismos, pero que ha desaparecido.
- Agotamiento debido a los esfuerzos constantes por mantener el nivel óptimo.
- Duda de sus capacidades y aptitud para una función determinada.
- Tiene la sensación de no ser capaz de continuar.

- Está en una situación en la que se cree indispensable y, por lo tanto, cree que no se puede liberar de su responsabilidad.
- Asume demasiado trabajo y demasiadas tareas al mismo tiempo.
- Los trastornos son temporales y se dan en personas normalmente capaces.

Potencial siguiente a la transformación: Equilibrio
- Altruismo, sigue su propia guía.
- Positivo, líder natural.
- Gran sentido de la responsabilidad.
- Seguro de sí, confía en sí mismo.
- Responsable, da confianza.
- Firme convicción de que la ayuda siempre llegará en el momento propicio.
- A punto para intentar lo imposible si se trata de la superación de dificultades relacionadas con el conjunto.
- Capaz de ver los problemas desde su justa perspectiva.

Indicaciones:
- En las personas tipo Olmo, que tienen un fallo momentáneo de sus fuerzas y de la confianza en sí mismos, y en personas con sentimientos de responsabilidad con respecto a una tarea importante. Por regla general sólo es transitorio.
- Estados de insomnio, gran nerviosismo, insuficiencia cardíaca, hipertensión, depresión nerviosa.
- Después de accidentes u operaciones graves.
- En situaciones de gran esfuerzo, cuando se quiere alcanzar una meta elevada.

Pensamientos positivos:
- Sólo recibo tanta responsabilidad como puedo sobrellevar.
- Estoy a la altura de las circunstancias.
- Siempre tengo la ayuda que necesito.

PINO SILVESTRE - ***Pine*** *Pinus Sylvestris*

Sentimiento negativo: Autocrítica, sentimientos de culpa.
Transformación: Liberación.
Método de preparación: Cocción.

Descripción de Bach: «Para quienes se culpan a sí mismos; incluso cuando algo les sale bien piensan que podrían haberlo hecho mejor, y nunca están satisfechos de sus esfuerzos o resultados. Son grandes trabajadores y sufren mucho por los errores que se atribuyen. A veces los errores se deben a otros, pero ellos también se los adjudican en este caso».

Síntomas clave:

- Reproches a uno mismo, sentimientos de culpabilidad, desánimo.
- Pide disculpas reiteradamente.

Síntomas debidos al bloqueo de la energía: Autocrítica, culpa

- A menudo se siente culpable, tiende a culparse a sí mismo.
- Introvertido, goza poco de la vida.
- Se siente en parte responsable de los errores de los demás.
- Establece unos patrones muy elevados para sí mismo y en el fondo se siente culpable si no puede vivir de acuerdo con ellos. A los demás no les exige lo mismo.
- Aunque consiga sus objetivos, cree que lo podría haber hecho mejor.
- Es autodestructivo, destaca más sus aspectos negativos que los positivos.
- Se excusa a sí mismo por estar enfermo, deprimido, agotado.
- Se siente indigno, inferior, espera continuamente «el palo».

- En el fondo de su ser se considera un cobarde.
- Sentimiento inconsciente de que uno no merece nada.
- Se siente culpable cuando la situación requiere hablar firmemente con los demás.
- Siente que no merece amor: «Perdóname por haber nacido».
- Masoquismo, deseo de sacrificio, deseo de sufrimiento.
- Se menosprecia, narcisismo negativo.
- Tiene conceptos inconscientes del bien y el mal con fuertes creencias de tipo religioso, ve la sexualidad como un pecado, ideas de pecado original, etc.

Potencial siguiente a la transformación: Liberación

- Admite sus propias faltas, aceptándolas, pero sin aferrarse a ellas.
- Siente arrepentimiento más que culpa, se perdona a sí mismo y perdona a los demás.
- Profunda comprensión de la naturaleza humana, en particular de los sentimientos.
- Comparte la carga de los demás, pero sólo si tiene sentido.
- Gran paciencia, humildad y sencillez.
- Auténtica comprensión del concepto religioso de la salvación.

Indicaciones:

- En las personas tipo Pino, que sufren sentimientos de culpa y se disculpan por ello debido a su mala conciencia. Esto les predispone a enfermar.
- En comportamientos neuróticos.
- Los sentimientos de culpa suelen tener sus raíces en problemas sexuales, que son educacionales, muy enraizados en nuestra cultura, y por ello muchas veces se transmiten también a los niños.
- Enuresis, trastornos circulatorios, trastornos de la

potencia sexual y todas las enfermedades relacionadas con el aparato genitourinario.

Pensamientos positivos:
- Me amo tal como soy, cada error me demuestra que soy humano.
- Me perdono a mí mismo, pues hace tiempo que he sido perdonado.
- He nacido y ya he sido redimido.

ROBLE - ***Oak*** *Quercus Robur*

Sentimiento negativo: Lucha inagotable, nunca se da por vencido y se agota.
Transformación: Fuerza.
Método de preparación: Solar.

Descripción de Bach: «Para quienes se debaten y luchan denodadamente por su bienestar o en relación con los asuntos de su vida cotidiana. Intentarán una cosa tras otra aunque su caso pueda parecer sin esperanzas. Seguirán luchando. Están descontentos con ellos mismos si la enfermedad interfiere con sus deberes o les impide ayudar a los demás. Son personas valientes que luchan contra grandes dificultades, sin perder la esperanza ni abandonar el esfuerzo».

Síntomas clave:
- Es un luchador inagotable, nunca se da por vencido aunque esté agotado.

Síntomas debidos al bloqueo de la energía: Lucha inagotable
- Obediente, estudioso, persona de confianza.
- Tiende a trabajar demasiado, y luego se deprime y desanima.
- Al final se agota y queda exhausto, pero nunca se queja.

- Tiene una resistencia y una paciencia casi sobrehumanas.
- Incansable y persistente en los intentos, no abandona nunca.
- Lucha con valor contra los obstáculos, sin perder nunca la esperanza.
- A menudo continúa su trabajo y sus obligaciones sólo como un deber.
- Ayuda a llevar la carga de los demás.
- Se disgusta cuando los problemas de salud no le permiten cumplir con sus obligaciones o limitan su capacidad de ayuda.
- Ignora que el descanso es natural y no encuentra nunca el momento de hacer un alto.
- Sus esfuerzos no dejan que el cansancio y la debilidad se muestren al exterior.

Potencial siguiente a la transformación: Fuerza
- Resistencia, confianza, firmeza, fortaleza, sentido común.
- Soporta la tensión sin grandes dificultades y durante un tiempo prolongado.
- Supera muy bien las dificultades de la vida con coraje y perseverancia.

Indicaciones:
- En la persona tipo Roble, que nunca se da por vencida, aunque esté a punto de derrumbarse, y que no lo manifiesta, ni se queja.
- En contracturas musculares, tensiones, esclerosis, pérdida de elasticidad.
- Ayuda a recuperar las energías después de un gran esfuerzo.
- Remedio de ayuda cuando se tiene la impresión de que una persona no puede luchar con todas sus fuerzas contra la enfermedad, pero a pesar de ello no se da por vencida.

Pensamientos positivos:
- El placer proporciona fuerza.
- Lo haré. Tengo energía.

ROSA SILVESTRE - *Wild Rose*

Rosa Canina (Escaramujo)

Sentimiento negativo: Apatía, resignación, falta de interés y ambición.
Transformación: Motivación.
Método de preparación: Cocción.

Descripción de Bach: «Para quienes, sin una razón aparente, se resignan a lo que les ocurre en la vida y apenas la viven, tomándola como viene, sin hacer ningún esfuerzo por mejorar las cosas y encontrar un poco de felicidad. Han abandonado la lucha por la vida sin lamentarse».

Síntomas clave:
- Apatía, falta de interés y ambición.
- Resignación, ha capitulado.

Síntomas debidos al bloqueo de la energía: Resignación
- Se ha resignado, aunque las circunstancias no sean negativas sino esperanzadoras.
- No siente alegría ni motivación interior por la vida.
- Ha renunciado a introducir cambios positivos en su propia existencia.
- Se resigna a todo, incluso con fatalismo. Acepta su destino, una vida familiar infeliz, el trabajo poco satisfactorio, las enfermedades crónicas, etc.
- Cree que ha heredado una mala salud.
- Tristeza sin esperanza.
- Está crónicamente aburrido, fracasado, indiferente y vacío.
- Pero no se queja de su condición, la considera normal.

- Está siempre cansado, sin energía, vegeta apáticamente.

Potencial siguiente a la transformación: Motivación
- Encuentra cada día un interés nuevo y vital en su vida.
- Cada día se afronta sin que lo cotidiano sea rutinario.
- Capaz de seguir las leyes de la vida felizmente.
- Vive con una sensación de libertad interior y flexibilidad.

Indicaciones:
- En las personas tipo Rosa silvestre, que aceptan todo con resignación, pero no se quejan, sino que son apáticas y abandonadas. Aceptan su destino sin energía.
- En enfermedades crónicas y destructivas donde la persona ha dejado de luchar y desaparece su voluntad de vivir.

Pensamientos positivos:
- Tengo derecho a lo que quiero en la vida.
- La vida es positiva, hermosa e interesante.
- La vida merece la pena vivirse.

SAUCE - *Willow* *Salix Vitellina*

Sentimiento negativo: Autocompasión, amargura, resentimiento.
Transformación: Paz interior.
Método de preparación: Cocción.

Descripción de Bach: «Para quienes han sufrido una adversidad o una desgracia y les resulta difícil aceptarla sin quejas ni resentimiento, pues juzgan la vida de acuerdo con el éxito que aporta. Sienten que no han merecido una prueba tan grande, que es injusto y se vuelven amargados. Suelen perder interés y mostrarse menos activos en torno a aquello que les gustaba».

Síntomas clave:

- Resentimiento callado, amargura, actitud de «pobre de mí» o «víctima del destino».
- Se siente «perseguido».
- Responsabiliza a los demás de lo que les sucede, sin tener en cuenta la parte de responsabilidad que deriva de sus propios actos.

Síntomas debidos al bloqueo de la energía: Amargura, rencor

- Actitud amargada, resentido, sensación de que ha sido tratado injustamente por la vida. No se siente responsable de sus desgracias, siempre culpa a los demás o a las circunstancias.
- Cree que su destino no es justo.
- Renuncia a muchas cosas de las que solía disfrutar, se retira resentidamente de la vida, exige, pero no está preparado para ofrecer nada a cambio.
- Acepta la ayuda de los demás, pero a la larga se aparta de todo aquel que ha tratado de serle útil.
- Siempre recalca el aspecto negativo de las cosas, pareciendo un «aguafiestas».
- Malhumorado, quisquilloso, cínico.
- En su interior tiene envidia del mejor destino de los demás, su suerte, su salud.
- Incluso tratará de chasquear el buen humor y optimismo de los demás.
- Pensamientos de rencor debido a la amargura que domina su interior.
- Cólera contenida, callada, que no estallará.
- Rehúsa aceptar su negatividad, porque nada puede cambiar.
- No le gusta admitir que se siente mejor cuando se recupera de una enfermedad.

Potencial siguiente a la transformación: Paz interior

- Actitud positiva, responsable de su propio destino.
- Ha reconocido y aceptado la conexión entre lo que piensa y lo que le sucede.
- En lugar de ser víctima de su destino, lo dirige.
- Sabe que en la vida hay acontecimientos positivos y negativos.

Indicaciones:

- En las personas tipo Sauce, que están amargadas, que se quejan de su destino y mantienen una postura negativa ante la vida, pero no están dispuestas a cambiar de actitud.
- Prácticamente en cualquier enfermedad que no sea aceptada y se considere injusta, y particularmente en las degenerativas crónicas, metabólicas y en los dolores de estómago.

Pensamientos positivos:

- Soy dueño de mi destino.
- Pienso, hago y consigo resultados positivos.
- La vida es causa y efecto.

VERBENA - *Vervain* Verbena Officinalis

Sentimiento negativo: Excesivo entusiasmo, fanatismo.
Transformación: Calma.
Método de preparación: Cocción.

Descripción de Bach: «Para quienes tienen ideas o principios fijos, están seguros de tener razón y ceden rara vez. Tienen un gran deseo de convertir a sus opiniones a cuantos les rodean. Tienen una gran fuerza de voluntad y valor cuando están convencidos de lo que quieren transmitir. En la enfermedad siguen luchando mucho tiempo, cuando muchos ya habrían abandonado».

Síntomas clave:

- Superentusiasta, vehemente, fanático al dar soporte a una buena causa.
- Agota rápidamente sus energías.

Síntomas debidos al bloqueo de la energía: Entusiasmo

- Cuando se entusiasma con una idea quiere arrastrar a los demás con él.
- Tiene firmes principios de los que raramente se desvía y siempre quiere convencer a los demás.
- Muy intenso, quiere alcanzar el ciento cincuenta por ciento.
- Impulsivo, idealista, fantasioso, fanático.
- Tiene una gran conciencia de realizar una misión y quiere convencer a los demás sobre cómo hacer las cosas actuando por ellos, forzándolos, agotándolos, convirtiéndolos, todo ello debido a su impaciencia, energía y entusiasmo.
- Exagera las cosas, vende sus ideas.
- Encolerizado por las injusticias.
- Valiente, acepta riesgos, se sacrifica por conseguir sus metas.
- Utiliza enormes energías para funcionar, incluso cuando está agotado.
- Irritable y nervioso, sobre todo cuando las cosas no funcionan como espera, es un «puro nervio». Suele ser enjuto y fuerte, habla y se mueve con rapidez.
- Con toda esta alteración nerviosa está sujeto a agotamientos y depresiones.
- Totalmente excitado sufre tensión muscular, jaquecas, no se relaja.

Potencial siguiente a la transformación: Calma

- Defiende sus ideas, pero también entiende las de los demás.
- Se deja convencer por otras ideas cuando los argumentos son buenos.

- Ve las situaciones con un contexto más amplio y con mayor perspectiva.
- Es capaz de entusiasmar e inspirar a los demás sin esfuerzo.

Indicaciones:
- En las personas tipo Verbena, con entusiasmo, ganas de actuar, misioneras, fanáticas, fantasiosas.
- En las enfermedades de tensión interna debido a su gran gasto de energía.
- Cuando hay nerviosismo, tics, hipertensión, trastornos vegetativos, alteraciones del sueño, espasmos, cólicos, etc.
- En niños hiperactivos.

Pensamientos positivos:
- Recapacito y vale la pena.
- Los demás también tienen sus ideas.

VID - ***Vine*** *Vitis Vinifera*

Sentimiento negativo: Dominante, ansia de poder.
Transformación: Servicio.
Método de preparación: Solar.

Descripción de Bach: «Gente muy capaz, segura de su habilidad y con fe en el éxito. Como tienen tanta seguridad, creen que sería bueno persuadir a los demás para que hicieran las cosas como las harían ellos o de la forma que consideran correcta. Incluso en la enfermedad dirigen su propio tratamiento. Pueden ser muy valiosos en caso de emergencia».

Síntomas clave:
- Dominante e inflexible.
- Gran lucha por el poder.

Síntomas debidos al bloqueo de la energía: Dominación

- Muy capaz, extremadamente seguro de sí mismo, gran fuerza de voluntad.
- Ambicioso y presuntuoso.
- Cree que sabe lo que está bien para los demás.
- Todo el mundo ha de hacer lo que él quiere.
- Salva con su presencia de ánimo las situaciones, buen líder.
- No tiene en cuenta las opiniones de los demás, exige obediencia absoluta.
- Codicia por el poder, gran ambición, quiere autoridad, es agresivo.
- No tiene escrúpulos en elegir sus propios métodos.
- Nunca duda de su superioridad, impone su voluntad sobre los demás.
- El tirano doméstico, el padre severo, el dictador.
- Disposición dura, despiadada, incluso cruel, sin remordimientos de conciencia.
- Gobierna metiendo el miedo conscientemente a los demás.
- Incluso cuando esté enfermo le dirá al médico lo que debe hacer.
- Rehúsa discutir las cosas porque siempre tiene la razón.
- Ignora a quienes declinan unirse a su liderato.
- Puede adular a los superiores y ser un tirano con los inferiores.
- Es inflexible interiormente, lo que le ocasiona una extrema tensión interna, y por ello es posible que tenga unas condiciones físicas dolorosas.

Potencial siguiente a la transformación: Servicio

- Sabio, líder comprensivo, el profesor con una autoridad natural.
- Capaz de delegar y poner al servicio de una gran tarea sus cualidades de líder.
- Enseña a los demás a ayudarse a sí mismos y a encontrar su propio camino.

Indicaciones:

- En las personas tipo Vid, autoritarias, inflexibles, que siempre tienen razón, con gran ansia de poder, para quienes no cuenta la opinión de los demás.
- Rigideces, hipertensión, esclerotizaciones, degeneraciones.
- Es un remedio de pareja.
- En niños que tiranizan su entorno.

Pensamientos positivos:

- Gobernar es servir.
- Reconozco y respeto la naturaleza única de cada individuo.

VIOLETA DE AGUA - *Water Violet*

Hottonia Palustris

Sentimiento negativo: Soledad buscada por orgullo y superioridad.
Transformación: Humildad.
Método de preparación: Solar.

Descripción de Bach: «Para quienes en la salud o la enfermedad prefieren estar solos. Son personas muy tranquilas, que se desplazan sin hacer ruido, hablan poco y suavemente. Son muy independientes, capaces y seguros de sí mismos. Casi nunca se dejan llevar por la opinión de los demás. Se mantienen apartados, dejan a la gente y siguen su propio camino. Con frecuencia son inteligentes y talentudos. Su paz y serenidad son una bendición para quienes les rodean».

Síntomas clave:

- Se siente superior a los demás y se mantiene a distancia.
- Se retira por orgullo, y siente superioridad en su aislamiento.
- Poca implicación emocional.

Síntomas debidos al bloqueo de la energía: Superioridad

- A veces se siente aislado a causa de su superioridad.
- Parece reservado, y es considerado engreído y arrogante.
- No permitirá a los demás que interfieran en su vida.
- Resuelve sus problemas, no carga a los demás con ellos.
- Quiere que le dejen solo cuando no se encuentra bien.
- A veces le resulta difícil resignarse a los demás con naturalidad.
- En ocasiones se retira por completo, su hogar es su castillo.
- A los demás les cuesta establecer un contacto personal.
- Evita las disputas con alusiones emocionales, las encuentra agotadoras.
- Le desagrada tener que tomar decisiones severas.
- Es muy solicitado para dar consejos.
- Raramente llora, se esfuerza en poner al mal tiempo buena cara.

Potencial siguiente a la transformación: Humildad

- Encantador, gentil, muestra una reserva discreta.
- Actitud independiente, capaz, competente, superior a los demás.
- Cómodo consigo mismo, sabe quién es.
- Seguro de sí, le gusta estar consigo mismo.
- Se mueve con elegancia y discretamente, es cortés, habla en voz baja.
- Actitud tolerante: «Vive y deja vivir».
- Nunca interferirá aunque vea las cosas de forma diferente.
- Frente a los demás da la imagen de una persona equilibrada e independiente.
- Trabaja con eficacia y actúa con humildad, amor y sabiduría.
- Capaz de crear una atmósfera de calma, confianza y tranquilidad.
- Pasa por la vida con elegancia y dignidad interior.

Indicaciones:

- En la persona tipo Violeta de agua, caracterizada por sus maneras distantes, retraídas y a veces distinguidas, que no se mete en los problemas de los demás y tampoco le gusta que lo hagan en los suyos. Orgullosa.
- En problemas en las relaciones con los demás, cuando son asociales, solitarios, retraídos.
- En niños solitarios.

Pensamientos positivos:

- Yo soy parte, yo tomo parte.
- Necesito del mundo y el mundo necesita de mí.

EL REMEDIO DE URGENCIA O RESCATE

En esta preparación definió Bach, tal vez intuitivamente, otro estado de ánimo típico del ser humano, es decir, la situación que se produce ante la aparición súbita de un proceso desagradable, repentino e inesperado: la conmoción. Sus indicaciones son las siguientes:

- *Situaciones físicas:* accidentes, contusiones, picaduras de insectos, lesiones, quemaduras, ataques de asfixia, alergias, problemas cardíacos, etc.
- *Situaciones psíquicas:* disputas, discrepancias, despedidas, pérdidas, duelos, es decir, aquellas situaciones que provocan un trauma. También antes de una operación, una entrevista, un examen, malas noticias, etc.

El Remedio de urgencia o de rescate está compuesto por:

- Herliantemo *Rock Rose:* Terror, pánico, paralización, angustia mortal.
- Clematide *Clematis:* Temor a abandonar, desinterés por la vida.

- Impaciencia *Impatiens:* Impaciencia, intolerancia extremas.
- Cerasifera *Cherry Plum:* Miedo a la locura, a perder la razón, al descontrol.
- Estrella de Belén *Star of Bethlehem:* Shock físico o psíquico, duelo.

El Remedio de urgencia o rescate se administrará con la frecuencia que sea necesaria. Existe también en forma de crema.

LOS REMEDIOS FLORALES

Fueron 38 los remedios florales descubiertos por el Dr. Bach.

Cada uno de ellos es «relativo a un estado mental».

Los nombramos en español, inglés y latín, y especificamos el estado mental que equilibran.

Acebo	*Holly*	*Ilex Aquifolium*	*Amor*
Achicoria	*Chicory*	*Cichorium Intybus*	*Amor sin condiciones*
Agrimonia	*Agrimony*	*Agrimonia Eupatoria*	*Aceptación*
Agua de roca	*Rock Water*	*Aqua Petra*	*Flexibilidad*
Álamo temblón	*Aspen*	*Populus Tremula*	*Confianza*
Alerce	*Larch*	*Larix Decidua*	*Autoconfianza*
Aulaga	*Gorse*	*Ulex Europaeus*	*Esperanza*
Avena silvestre	*Wild Oat*	*Bromus Ramosus*	*Discernimiento*
Brezo	*Heather*	*Calluna Vulgaris*	*Comprensión*

Brotes de castaño	*Chesnut Bud*	*Aesculus Hippocastanum*	*Aprendizaje*
Castaño blanco	*White Chesnut*	*Aesculus Hippocastanum*	*Tranquilidad*
Castaño dulce	*Sweet Chesnut*	*Castanea Sativa*	*Transformación*
Castaño rojo	*Red Chesnut*	*Aesculus Carnea*	*Distensión*
Centaura	*Centaury*	*Centaurium Erythraea*	*Fuerza Liberación*
Cerasifera	*Cherry Plum*	*Prunus Cerasifera*	*Sosiego*
Ceratostigma	*Cerato*	*Ceratostigma Willmottiana*	*Seguridad*
Clemátide	*Clematis*	*Clematis Vitalba*	*Presencia Concentración*
Escleranto	*Scleranthus*	*Sclerantus Annuus*	*Estabilización*
Estrella de Belén	*Star of Bethlehem*	*Ornithogalum Umbellatum*	*Paz*
Genciana	*Gentiam*	*Gentiana Amarella*	*Ánimo*
Haya	*Beech*	*Fagus Sylvatica*	*Tolerancia*

Heliantemo	*Rock Rose*	*Helianthemus Nummularium*	*Coraje*
Hojaranzo	*Hornbeam*	*Carpinus Betulus*	*Vitalidad*
Impaciencia	*Impatiens*	*Impatiens Glandulifera*	*Paciencia*
Madreselva	*Honeysuckle*	*Lonicera Caprifolium*	*Realidad*
Manzano silvestre	*Crab Apple*	*Malus Pumila Sylvestris*	*Purificación*
Mímulo	*Mimulus*	*Mimulus Guttatus*	*Coraje*
Mostaza	*Mustard*	*Sinapis Arvensis*	*Ánimo*
Nogal	*Walnut*	*Juglans Regia*	*Cambio*
Olivo	*Olive*	*Olea Europea*	*Regeneración*
Olmo blanco	*Elm*	*Ulmus Procera*	*Equilibrio*
Pino silvestre	*Pine*	*Pinus Sylvestris*	*Liberación*
Roble	*Oak*	*Quercus Robur*	*Fuerza*
Rosa silvestre	*Wild Rose*	*Rosa Canina*	*Motivación*
Sauce	*Willow*	*Salix Vitellina*	*Paz interior*

Verbena	*Vervain*	*Verbena Officinalis*	*Calma*
Vid	*Vine*	*Vitis Vinifera*	*Servicio*
Violeta de agua	*Water Violet*	*Hottonia Palustris*	*Humildad*

CONSEJOS PARA EL DIAGNÓSTICO

Para hacer un buen diagnóstico no es necesario tener una lista estandarizada de preguntas, aunque existen tests y repertorios de las flores de Bach. Es importante tratar a cada paciente de forma individual y personalizada. Se tiene que hablar a cada persona según su experiencia y su forma de ver la vida, darle la seguridad de que puede expresarse con plena confianza y hablar de sus problemas más íntimos. Tenemos que asegurar nuestro interés en ayudarle, estudiando el remedio apropiado de acuerdo con su «desequilibrio o inestabilidad emocional».

Es necesario dar a entender al paciente que es una buena persona, con grandes cualidades, y que no es el único en el mundo que está pasando un mal trance, y la seguridad de que sus problemas son temporales y que puede afrontarlos.

Durante la conversación, es preferible atender primero los síntomas físicos y pasar después a los mentales, dejando hablar al paciente e interrumpiéndolo lo menos posible. De esta manera, sabremos si es impaciente, apático, nervioso, activo, sumiso, dominante, egoísta, altruista, insociable, sociable, etc. También debemos observar sus gestos, actitud, expresión, locuacidad, posición, etc. La entrevista debe ser relajada, y hay que observar cuidadosamente y escuchar con suma atención. Si lo hacemos así, no será difícil hacer un buen diagnóstico y su correspondiente prescripción. El lema será: «El paciente debe irse de la consulta mucho mejor que cuando entró».

Consideraciones finales: «Toda enfermedad tiene un trasfondo emocional», dijo, cuando inició la terapia floral, el Dr. Edward Bach. Hoy lo confirma la Organización Mundial de la Salud. Atender únicamente a las manifestaciones físicas de la enfermedad es dejar en activo las verdaderas causas, que provienen de la inarmonía entre la mente y el espíritu y con el medio en que se desenvuelve la persona. La enfermedad y los síntomas que la acompañan son el resultado de un desequilibrio emocional, por lo cual la curación ha de realizarse precisamente en el campo de las emociones.

«La principal razón del fracaso de la ciencia médica moderna es que trata los resultados pero no las causas, por eso nunca se curará la enfermedad con los actuales métodos materiales, por la sencilla razón de que la enfermedad no es material en su origen.»

BIBLIOGRAFÍA

Bach, Edward, *La curación por las Flores de Bach*. Edaf, Madrid, 1980.

Bach, Edward, *Los Remedios Florales. Escritos y conferencias*. Edaf, Madrid, 1993.

Barnard, Julian. *Obras completas de Edward Bach*. Ibis, Barcelona, 1994.

Blome, Götz, *La curación por las Flores de Bach*. Robin Book, Barcelona, 1993.

Carranza, Armando, *Flores de Bach. Terapia de emociones*. Obelisco, Barcelona, 1994.

Di Massa, Scilla, *Flores de Bach*. Ibis, Barcelona, 1993.

Elixires florales del Dr. Bach. Laboratorio Phiter Heel, Homeodén, Barcelona.

Leveratto, Ricardo A., *La medicina de Bach*. Errepar, Buenos Aires, 1993.

Pastori, Mónica E. y Rubén E. Gracia Daponte, *Enfermedades psicosomáticas y Flores de Bach*. Indigo, Barcelona, 1993.

Pastorino, María Luisa, *La medicina floral de Edward Bach*. Urano, Barcelona, 1989.

Ramsell, John, *Los remedios florales del Dr. Bach. Preguntas y respuestas*. Edaf, Madrid, 1993.

Rojas Posada, Santiago, *Esencias florales. Un camino*. Laertes, Barcelona, 1992.

Scheffer, Mechthild, *Terapia original de las Flores de Bach*. Paidós, Barcelona, 1994.

Scheffer, Mechthild, *La terapia floral de Bach*. Urano, Barcelona, 1992.

Schmidt, Sigrid, *Bienestar y armonía interior con las Flores de Bach*. Integral, Barcelona, 1994.

OTROS TÍTULOS DE ESTA COLECCIÓN

¿Qué es la medicina natural?

Cómo cura el kéfir

Cómo cura la equinácea

Cómo cura la arcilla

Cómo cura el áloe vera